当代中医外治临床丛书

耳鼻喉疾病
中医特色外治337法

总主编　庞国明　林天东　胡世平　韩振蕴　王新春
主　编　张新响　高言歌　庞开云　李方旭

中国健康传媒集团
中国医药科技出版社

内容提要

本书从宏观上对中医耳鼻喉科外治法的发展历程，常用外治法、作用机制及特点，临床应用要点及发展前景进行了系统介绍；重点介绍临床上27种常见耳鼻喉疾病的外治疗法。每种疾病均按照概述、药物外治法、非药物外治法、综合评按四部分进行编写。每种外治法下再按处方、用法、适应证、注意事项、出处进行编写，以方便读者临床查找使用。本书适用于各级中医、西医、中西医结合耳鼻喉专业从事临床、教学、科研工作者参考应用。

图书在版编目（CIP）数据

耳鼻喉疾病中医特色外治337法 / 张新响等主编 . — 北京：中国医药科技出版社，2021.5

（当代中医外治临床丛书）

ISBN 978-7-5214-2326-6

Ⅰ . ①耳…　Ⅱ . ①张…　Ⅲ . ①耳鼻咽喉病－中医治疗法－外治法　Ⅳ . ① R276.1

中国版本图书馆 CIP 数据核字（2021）第 035634 号

美术编辑　陈君杞

版式设计　也　在

出版　**中国健康传媒集团**｜中国医药科技出版社

地址　北京市海淀区文慧园北路甲 22 号

邮编　100082

电话　发行：010-62227427　邮购：010-62236938

网址　www.cmstp.com

规格　710 × 1000 mm $^{1}/_{16}$

印张　12 $^{3}/_{4}$

字数　200 千字

版次　2021 年 5 月第 1 版

印次　2024 年 3 月第 2 次印刷

印刷　三河市万龙印装有限公司

经销　全国各地新华书店

书号　ISBN 978-7-5214-2326-6

定价　38.00 元

获取新书信息、投稿、为图书纠错，请扫码联系我们。

《当代中医外治临床丛书》编委会

本书编委会

主　编　张新响　高言歌　庞开云　李方旭

副主编　（按姓氏笔画排序）

王红梅　宋震宇　张妙奇　陈　雷

陈宏灿　郭迎树

编　委　（按姓氏笔画排序）

王凯锋　王琳樊　王瑞华　朱惠征

米宜静　许　亦　孙　扶　攸　毅

张欠欠　张亚乐　尚治汀　赵子云

胡万琴　娄　静　曹秋平　焦　鹏

翟纪功

良工不废外治

——代前言

中医外治法是中医学重要的特色标志之一。在一定程度上讲，它既是中医疗法乃至中医学的起源，也是中医药特色的具体体现。中医外治法经历了原始社会的萌芽、先秦时期的奠基、汉唐时期的发展、宋明时期的丰富、清代的成熟以及当代的完善与发展。尤其是近年来，国家中医药管理局高度重视对中医外治法的发掘、整理与提升，并且将其作为中医医院管理及中医医院等级评审的考评指标之一，极大地推动了中医外治法在临床中的应用和推广。中医外治法与内治法殊途同归、异曲同工，不仅可助提临床疗效，而且可以补充内治法的诸多不足，故自古就有“良工不废外治”之说。因此，中医外治法越来越多地得到各级中医管理部门、各科临床一线医护人员的高度重视和青睐。

近年来，中医外治法的发掘、整理、临床应用研究虽然受到高度重视，但惜于这许许多多的传统与现代新研发的外治疗法散见于各个期刊、著作等文献之中，不便广之，尤其是对于信息手段滞后及欠发达地区的基层医务人员来说，搜集资料更加困难，导致临床治疗手段更是受到了极大的限制。为更好地将这些疗法推广于临床各科，更好地弘扬中医特色外治疗法，在上海高品医学激光科技开发有限公司、河南裕尔嘉实业有限公司的支持与帮助下，我们组织了全国在专科专病领域对外治法有一定研究的50余家中医医院的260余位临床专家编撰了这套《当代中医外治临床丛书》。本丛书以“彰显特色、简明扼要、突出实用、助提疗效”为宗旨，每册分为概论和临床应用两大部分。其中概论部分对该专病外治法理论基础、常用外治法的作用机制、提高外治临床疗效的思路与方法以及应用外治法的注意事项五个方面进行阐述；临床应用部分以病为纲，每病通过处方、用法、适应证、注意事项、出处、综合评按六栏对药物外治法、非药物外治法进行详细介绍。尤其是综合评按一栏，在对该病所选外治法进行综合总结分析的基础上，提出应用外治法的要点、心得体会、助提疗效的建议等，乃本书的一大亮点，为读者正确选用外治方法指迷导津，指向领航。本套丛书共分为内科、外科、妇科、儿科、五官科、皮肤科、男科、骨伤科、肛肠科、康复科十大类20个分册，总计约300万字。其中，书名冠以“××法”，实一方为一法。希望本套丛书的出版能为广大中医、西医、中西医结合临床工作者提供一套实用外治疗法参考书。

由于时间仓促，书中难免有不足之处，盼广大读者予以批评指正，以利再版时修订完善！

庞国明

2021年3月

编写说明

外治法是中医学非常重要、历史悠久的治疗方法，其与内治法共同组成完整的中医学治疗方法。《素问·异法方宜论》讲述了砭石、毒药、微针、导引等各法的来源及应用，并认为“故圣人杂合以治，各得其所宜，故治所以异而病皆愈者，得病之情，知治之大体也”，当根据病情选择治疗方式。清代医家徐大椿有云：“凡病之服煎药而愈者，唯外感之证为然，其余诸证，则必丸、散、膏、丹、针灸、砭镰、浸洗、按摩等法，因病施治。”吴师机提出：“外治之理即内治之理，外治之药亦即内治之药，所异者法耳。”更明确内治法、外治法两相互通。在中医学发展历史上，外治法一直有着重要的历史地位。

中医耳鼻喉科亦属于外科的范畴，自古以来有多种外治疗法的使用。然而随着医学的发展，尤其是西医学的进步，不少中医耳鼻喉科外治法逐渐没落。笔者长期从事耳鼻咽喉疾病的中医内外治结合治疗工作，通过长期学习及大量临床应用，充分认识到中医外治法在耳鼻喉科多种疾病中有重要的优势。感于古人及多位前辈的教育，念及广大病友受疾之苦痛，笔者遂查阅近十年相关期刊论文、耳鼻喉科古籍及当代中医耳鼻喉科教材，搜集较新耳鼻喉科外治疗法 337 方录于本书，以期方便同道对于耳鼻咽喉疾病中医外治之应用。

本书共分概论和临床应用两部分。概论部分介绍中医耳鼻喉科外治法的发展历程，耳鼻喉疾病常用外治法与作用机制，提高耳鼻喉疾病外治法临床疗效的思路与方法及临床使用注意事项。临床应用部分主要介绍27种常见耳鼻喉疾病的外治疗法，重点突出综合评按的作用。本书布局合理、查阅方便，可供广大耳鼻喉科临床医生、教师、学生及科研工作者工作、学习参考。本书秉承治学严谨的理念，本着传承性、科学性、实用性的原则，竭尽所能使其完美，但由于编者能力有限，书中错漏与不足之处在所难免，敬请同道们不吝赐教，以便再版时能修正和充实。

编　者

2020年4月12日

目录

第一章◎概论

第一节　耳鼻喉疾病外治法的发展历程　/ 2
第二节　耳鼻喉疾病常用外治法　/ 5
第三节　耳鼻喉疾病外治法的作用机制及特点　/ 13
第四节　耳鼻喉疾病外治法临床应用要点　/ 20
第五节　耳鼻喉疾病外治法发展前景及应用方法　/ 22

第二章◎临床应用

第一节　耳鸣、耳聋　/ 28
第二节　分泌性中耳炎　/ 42
第三节　化脓性中耳炎　/ 53
第四节　先天性耳前瘘管　/ 60
第五节　耵聍栓塞　/ 62
第六节　外耳道疖　/ 64
第七节　弥漫性外耳道炎　/ 68
第八节　耳郭化脓性软骨膜炎　/ 71
第九节　外耳湿疹　/ 74
第十节　耳郭假性囊肿　/ 80
第十一节　急性鼻炎　/ 82
第十二节　慢性鼻炎　/ 87
第十三节　萎缩性鼻炎　/ 96

第十四节　过敏性鼻炎　/ 103
第十五节　鼻窦炎　/ 112
第十六节　鼻前庭炎　/ 124
第十七节　鼻疔　/ 129
第十八节　鼻出血　/ 133
第十九节　鼻息肉　/ 139
第二十节　扁桃体周脓肿　/ 144
第二十一节　慢性咽炎　/ 149
第二十二节　喉息肉　/ 158
第二十三节　急性扁桃体炎　/ 165
第二十四节　慢性扁桃体炎　/ 170
第二十五节　咽异感症　/ 175
第二十六节　颞下颌关节紊乱综合征　/ 179
第二十七节　甲状舌骨囊肿　/ 185

第一章 概论

第一节 耳鼻喉疾病外治法的发展历程

中医耳鼻喉科学是运用中医基本理论和方法研究人体耳、鼻、咽、喉的生理、病理及其疾病防治规律的一门临床学科。中医耳鼻喉科外治法是在其理论指导下进行的一种治疗方法，通过文献梳理，其发展历程大致分为如下几个阶段。

（一）萌芽期

春秋战国时期，随着医疗活动的不断增多，防病治病的经验逐渐积累，医药有了很大的发展。帛书《五十二病方》是我国现存最早的医籍之一（约成书于公元前6–前4世纪），其中涉及应用灸法治疗耳鼻咽喉科疾病的记载，如《足臂十一脉灸经》载："灸足太阳脉治颜寒、产聋、耳前痛、枕痛、鼽、衄，灸臂少阳脉治产聋，灸臂阳明脉治齿痛，灸足少阳脉治聋，灸足少阳脉治聋、耳前痛，灸足阳明脉治鼽、衄、颜寒，灸足少阴脉治舌肿、嘶哑。"《阴阳十一脉灸经》记载："灸耳脉治耳聋、嗌肿。"这是中医外治疗法应用于耳鼻咽喉科疾病的最早记载。这一时期产生了系统总结先秦时代医学实践经验的巨著——《黄帝内经》，在此书中有记载的外治技术有砭石、九针、火焫、导引、按摩、灸、熨、渍、浴、蒸、涂、嚏等，并开创了膏药治疗之先河。中医耳鼻咽喉科相关应用记载种类繁多。《灵枢·九针十二原》强调"先立针经"，《素问·八正神明论》指出："法往古者，先知针经。"《内经》记载了治疗耳聋、耳鸣、耳妄闻、头眩、鼽涕、衄血、喉痹、嗌干、喑等耳鼻咽喉病症的针刺治疗方法，如《灵枢·杂病》中提到"聋而不痛者，取足少阳，聋而痛者，取手阳明"的针灸疗法。

（二）奠基期

汉晋时期，中医学进一步向前发展，医学分为九科，其中有口齿科，咽喉科也包括在内。《淮南子·汜论训》记载"喉中有病，无害于息，不可凿也”，说明当时已有手术方法治疗喉病，且有严格的适应证和禁忌证。汉代华佗在《中藏经》有记载“风中五脏”危重症（可见五官急症），宜急灸五脏俞穴，缓急救治。张仲景著《伤寒杂病论》对耳鼻咽喉科疾病的治疗，也有很大的影响，记载了塞鼻、灌耳、润导等外治法。《金匮要略》中有用皂荚末吹入鼻内及用薤汁灌入鼻内或耳中以抢救危重患者的方法，可说是吹鼻法、滴鼻法及滴耳法的最早记载。晋代葛洪所著的《肘后备急方》，记载了百虫入耳及气道异物、食道异物之处理方法。例如，用韭菜取食道鱼骨等；还提出了用药液（或药末）滴耳治疗耳部疾病。皇甫谧所著之《针灸甲乙经》对于耳鼻咽喉疾病的针灸治疗也有不少记载。

（三）发展期

唐代著名医家孙思邈在所著之《备急千金要方》《千金翼方》中将鼻、口、舌、唇、齿、喉、耳病归为七窍病，收集治法甚多，列方291首，列有通九窍药品、衄血药品、耳聋药品、口舌干燥药品等；除内治外，还广泛地采用药物外治、手术、针灸、砭法、导引及食疗等，如提出用烧灼法治疗咽喉疾病。王焘所著之《外台秘要》中记载了大量小儿耳鼻喉科外治法，如用塞鼻法治疗小儿鼻出血，有“烧桑耳至焦，捣散”塞入鼻中止血，或以马矢锦裹塞鼻中治小儿鼻衄不止，或以烧发灰末吹入鼻孔中以止血。治疗小儿误吞异物之法有“小儿误吞钱在喉中，取麸炭末以指弹入喉中，其儿当便咯出，妙”。这是最早记录刺激咽喉使患儿呕出异物的方法。宋代由官方主持编撰的《太平圣惠方》对咽喉异物、鼻息肉、耳中异物、耳冻伤等疾病的外治方法有较多记载。如治疗耳冻伤的外敷疗法，药用侧柏叶、杏仁、乱发、盐、乳香、黄蜡、清油，先将油煮沸，加入乱发，然后加诸药同煎，至色焦黄滤去渣，再以慢火煎之，然后加入乳香末、黄蜡末，搅至稀稠，涂敷在冻伤处。此外，窦材的《扁鹊心书》有关于咽喉脓肿切开排脓治疗的记载，并有大量运用灸法治疗耳鼻咽喉疾病的记载。王执中《针灸资生经》中详尽记录了治喑选穴。沈括所著之《梦溪笔谈》记载：“世人以竹木牙骨之类为叫子，置入喉中，吹之能作人言，谓之颡叫子。”其颡叫子，颇类今之人工喉。

（四）丰富期

金元时期各家学术争鸣，医学理论及临床实践均有所前进，形成了诸多学术流派，他们同样重视内外治相结合治疗耳鼻咽喉疾病。张从正《儒门事亲》中记载了用纸卷成筒，放入口内，再用筷子缚小钩取异物的方法，已具今之内腔镜下取异物之雏形。朱丹溪所著《丹溪心法》首次提出用棉签清洗耳道再用药之方法："绵缠竹签拭耳，换绵蘸药入耳。"

（五）成熟期

明清时期外治方法趋于成熟。明代名医戴原礼首创使用卷棉子清洁耳道脓液后，再行耳道吹入药粉治疗耳部疾患的外治方法。陈实功的《外科正宗》载有鼻息肉摘除方法："取鼻痔秘法：先用茴香草散连吹二次，次用细铜箸二根，箸头钻一小孔，用丝线穿孔内，二箸相离五分许，以二箸头直入鼻痔根上，将箸线绞紧，向下一拔，其痔自然拔落，置水中观其大小。运用胎发烧灰同象牙末等分吹鼻内，其血自止。"目前采用的鼻息肉手术方法实际上是在此基础上发展完善的。又如，对咽部及食道异物（如铁针刺入）使用乱麻团以线系之，吞入咽中，针刺入麻，徐徐牵出。《景岳全书》记载了鼓膜按摩法："凡耳窍或损或塞，或震伤，以致暴聋，或鸣不止者，即宜以手中指于耳窍中轻轻按捺，随捺随放，随放随捺，或轻轻摇动，以引其气。捺之数次，其气必至，气至则窍自通矣。"曹士珩《保生秘要》详细论述导引、运功治病之法，对于耳鼻咽喉疾病的导引法也搜集甚多，如治耳重（即耳内胀塞）："定息以坐，塞兑，咬紧牙关，以脾肠二指捏紧鼻孔，睁二目，使气串耳通窍内，觉哄哄然有声，行之二三日通窍为度。"此即今之咽鼓管自行吹张法。王肯堂《证治准绳》记载喉、耳、唇等外伤之缝合术有很大的临床价值。杨继洲的《针灸大成》汇集明代以前历代针灸学术精华以及自己丰富的临证经验，是我国针灸学的又一次重要总结。其中记述了各种治疗耳鼻咽喉病的配穴处方。郑梅涧治喉病主张针药结合，其所著的《重楼玉钥》中下卷专论针灸治喉病，详述了取穴、进针、出针以及 73 个喉科常用穴的部位、取法、作用、主治、刺灸法等。

（六）提高期

近现代，各种中医外治法结合西医学的诊疗技术，耳鼻喉科外治法得到进一步提高和丰富，如扁桃体啄治法。中医耳鼻喉科外治法也受到了越来越多人的认可并应用。

第二节　耳鼻喉疾病常用外治法

外治法在耳鼻咽喉科疾病治疗中占有重要地位。因耳鼻咽喉部位孔小洞深，借助专科器械视之可察，外用施之即效，故临床上多采用外治法进行治疗。外治法是运用药物，或用手法，或手术配合专科器械，直接施于患者体表或耳鼻咽喉的局部病变，起到治疗目的的一种疗法。外治法可单独应用，亦可与内治法结合使用。外治法同内治法一样，也须根据病变部位进行辨证论治，方可得到理想的治疗效果。

耳鼻咽喉病的常用外治法，主要有以下几种。

一、耳病常用外治法

（一）清洁法

中药水煎为汤洗涤患处，清除外耳或外耳道的脓液、痂块等，以达到清洁局部的目的。多用于治疗脓耳、耳疮、旋耳疮、耳瘘等。

（二）滴耳法

将药物制成滴耳药液，滴入耳内，以达治疗目的，多用于治疗耳痛、耳内流脓者。滴耳方法：患者取坐位或卧位，患耳朝上，将耳郭向后上方轻轻牵拉，向外耳道内滴入药液3~5滴。然后以手指轻轻按捺耳屏数次，促使药液经鼓膜穿孔处流入中耳。5~10分钟后方可变换体位。操作时应注意：滴耳药液应尽可能与体温接近，以免引起眩晕。

（三）吹药法

将药物研制成极细粉末，吹至外耳患处或耳内，以达治疗目的。药末有清热解毒、收敛止痛、祛腐生肌等不同作用，可根据病情选用。注意：必须选用易溶解的药物，且制成极细粉末，方可应用。耳内吹药前必须预先将脓液清除干净，或每次用药前均需清除上次吹入之残余药物，以免形成结块而妨碍引流。每次用量不宜多，吹入药粉薄薄一层即可。穿孔小者忌用本法。

（四）涂敷法

选用适当的药物制成散剂或膏剂、糊剂，涂敷于局部，以收清热解毒、消肿止痛之功，如黄连解毒膏、青黛散或紫金锭等。常用于治疗旋耳疮、耳疖、耳疮等病证。

二、鼻病常用外治法

（一）滴鼻法

将药物制成滴鼻药液，滴入鼻腔内，起到直接治疗的作用。滴鼻药有各种不同的治疗作用，如消肿通鼻窍、清洁鼻腔、滋润鼻腔黏膜及止血等，可根据病情选用。

（二）雾化吸入法

将选用的药物加工制成溶液，通过超声雾化器或蒸汽吸入器的作用变成微小雾滴吸入鼻腔内，起到清热解毒、消肿通鼻窍的作用。

（三）洗鼻法

用微温的等渗盐水或温开水，或用具有清热解毒排脓的中药液，冲洗鼻腔，以清除鼻内脓涕痂皮。适用于治疗鼻槁、鼻渊等病证。方法：用合适的容器盛冲洗液，低头经鼻将药液吸入，然后经口吐出，反复多次。亦可用鼻腔冲洗器盛药液冲洗。一般每日冲洗 1~2 次。

（四）涂敷法

将药物涂敷患处，起直接治疗作用。例如，治疗鼻头红赤或鼻孔糜烂者，常用具有清热解毒消肿功效的药物，如四黄散、紫金锭等调水涂敷患处，若鼻腔内黏膜糜烂、干裂渗血者，宜用清热解毒、润燥生肌的药物，如黄连膏、金黄油膏等涂敷患处，若系鼻息肉或息肉术后预防复发，宜用干枯收敛、除湿消肿的药物涂敷，如明矾散、硇砂散等。

（五）吹药法

将药物研至极细药末，吹入鼻腔，以达治疗目的。吹鼻药粉有不同治疗作用，如消肿通鼻窍、滋润鼻腔黏膜、止血等。吹药方法：用喷粉器或纸筒将药粉吹少量入鼻腔，吹药时嘱患者屏住呼吸，以免将药粉喷出或者吸入肺部，引起呛咳。

（六）塞鼻法

用浸有药液的药纱条，或凡士林纱条，塞入鼻内，或用薄绢包药末如枣核大，纳入鼻孔内，以达到治疗的目的。适用于治疗鼻衄、鼻塞、嗅觉失灵等。

三、咽喉病常用外治法

（一）吹药法

将药物制成极细粉末，吹布于咽喉患处，以达到清热解毒、消肿止痛、祛腐生肌的治疗目的。注意：咽喉部吹药时患者应避免吸气，避免将粉末吸入气管内而发生呛咳。一般每日吹药数次，吹药时用力要轻，要求药粉均匀撒布于患处周围。

（二）含漱法

选用适宜的药物煎水取液或配制溶液，以漱洗咽喉口腔局部，以达到清热解毒、祛腐止痛、清洁局部的作用。适用于治疗咽喉、口腔疾病，局部红肿、疼痛、化脓溃烂、臭秽不洁等，亦可用于手术前后清洁咽喉口腔。

（三）噙化法

选用适当的药物制成丸、片剂，含在口内慢慢噙化咽下，使药液较长时间浸润于咽喉口腔患处，达到清热解毒、消肿止痛、生津润燥、益气开音等治疗效果，常用于治疗乳蛾、喉痹、喉暗、口疮、咽喉部肿瘤等疾病。

（四）雾化吸入法

将选用的药物加工制成溶液，通过超声雾化器或雾化吸入器的作用变成微小雾滴吸入咽喉口腔内，起到清热解毒、消肿止痛、滋润咽喉的作用。常用于治疗乳蛾、喉痹、喉痈、口疮等病。

（五）贴敷法

将药物贴敷于患部或循经所取部位，达到治疗目的。例如，对于急性咽喉病而致的颈部红肿疼痛，可用清热解毒、消肿止痛的药物，如四黄散、如意金黄散等外敷患处；如因阳虚所致的咽喉病，可用吴茱萸末或用附子捣烂贴敷足心以引火归元。

（六）烙治法

用特制烙铁，烙铁头直径为 0.5~1cm，大小不等，形状有纵长圆形、横长圆形或圆形等不同，柄用直径 0.1cm 钢线焊接紧，或曲颈或直颈，柄长约 20cm。用时将烙铁头放于酒精灯上烧红，蘸香油后，迅速烙于患处，每次烙 10~20 下，烙时注意慎勿触及其他部位。如患处表面有烙后的白膜，应轻轻刮去再烙。一般隔天烙 1 次，直至患处平复为止。适用于治疗乳蛾、喉痹。

四、耳鼻咽喉病的针灸治疗

（一）体针法

选用合适的穴位，用毫针进行针刺，实证、热证用泻法，虚证、寒证用补法，得气后出针或留针 10~20 分钟。取穴的原则一般采用局部取穴与辨证循经取穴相结合的方法。

（1）耳病常用穴位：手少阳三焦经的中渚、外关、翳风、天牖、耳门等；足少阳胆经的听会、正营、侠溪、上关等；手太阳小肠经的听宫等；手太阴肺经的少商等，手少阴心经的神门等，手阳明大肠经的曲池、迎香、合谷等，督脉的百会、神庭等。

（2）鼻病常用穴位：手太阴肺经的天府、少商等，手阳明大肠经的二间、合谷、迎香等，足阳明胃经的巨髎、足三里等，足太阳膀胱经的眉冲、玉枕、天柱等，足少阳胆经的目窗、承灵、风池等，督脉的囟会、上星、素髎等，奇穴的印堂、鼻通等。

（3）咽喉病常用穴位：手太阴肺经的列缺、鱼际、少商等；手阳明大肠经的商阳、合谷、曲池、扶突等，足阳明胃经的人迎、气舍、内庭等；手太阳小肠经的少泽天窗、天容等，足少阴肾经的涌泉、照海、太溪等，手少阳三焦经的关冲、中渚、支沟等；督脉的哑门、风府等；任脉的天突、廉泉等。

（二）耳针法

由于人体的经脉均直接或间接聚会于耳，各器官组织与耳有着广泛的联系，因此，各组织器官在耳郭上均有其相应的分区与穴位，换言之，就是耳郭各部分分别隶属于各脏腑器官，称之为耳穴。耳针疗法是指针刺或用其他方法刺激耳穴以防治疾病的一种方法，具有奏效迅速、操作简便等优点。

耳针治疗的操作方法主要有毫针针刺、埋针及耳穴贴豆法等。耳针治疗时应注意：①严格消毒，以防感染。耳郭冻伤和有炎症的部位禁针。如见针眼发红，患者又觉耳郭胀痛，可能有轻度感染时，应及时抗感染处理。②孕妇不宜采用耳针治疗，对年老体弱的高血压、动脉硬化患者，针刺前后应适当休息，以防意外。③耳针治疗时也有可能发生晕针，须注意预防和及时处理。

（1）耳科疾病常用耳穴：内耳、肾、内分泌，枕、神门、肾上腺、口、颊等。常用于治疗耳鸣耳聋、耳胀耳闭、耳眩晕、脓耳、耳面瘫等病证。

（2）鼻科疾病常用耳穴：外鼻、内鼻、下屏尖、额、内分泌、肺、脾、肾等。常用于治疗伤风鼻塞、鼻窒、鼻鼽、鼻渊、鼻槁、鼻衄等病证。

（3）咽喉科疾病常用的耳穴：咽喉、轮 1~6、扁桃体、内分泌、肾上腺、肺、脾、肝等。常用于治疗喉痹、乳蛾、喉喑、梅核气等病证。

（三）穴位注射法

穴位注射一般以局部取穴为主，根据注射部位的具体情况和药量不同，选择合适的注射器和针头。常规消毒局部皮肤后，将针头按照毫针刺法的角度和方向的要求，快速刺入皮下或肌层的一定深度，并上下提插，出现针感后，若回抽无血，即将药物注入。通过针刺与药液对穴位的刺激及药理作用，调理机体的功能，从而改善病理状态。

（1）耳病穴位注射：多用于治疗耳鸣耳聋、耳胀耳闭等病证，选用上述耳区邻近的穴位 1~2 穴，根据病情，注入调补气血、通经活络、行气祛瘀的药物，如黄芪、当归、川芎、红花、丹参等注射液，每穴注入 0.5~1ml，每天或隔天 1 次，一般 5~10 次为 1 疗程。

（2）鼻部穴位注射：多用于治疗鼻窒、鼻渊、鼻鼽、嗅觉减退等。从上述鼻部邻近的穴位中选择 1~2 穴，按疾病虚实不同而选择不同的药物，如实证、热证，可选用鱼腥草、柴胡、红花、丹参等注射液以清热解毒、凉血活血、消肿通窍；虚证、寒证可选用当归、川芎、黄芪等注射液，或维生素 B_1、维生素 B_{12} 等，以补血养血、温经通窍。每次每穴注入 0.5~1ml，每天或隔天 1 次，一般以 5~10 天为 1 疗程。

（3）咽喉病穴位注射：多用于治疗乳蛾、喉痹、喉痈、喉喑等病证。根据病情选用不同的药物，实证可选用丹参、红花、柴胡、鱼腥草、板蓝根等注射液；虚证可选用当归、川芎、黄芪注射液及维生素 B_1、维生素 B_{12} 等注射液。

（四）艾灸法

艾灸法是通过温热的刺激，作用于经络腧穴，起到温经散寒、舒经活络、温通气血、扶阳救脱、升提阳气、消瘀散结等作用，以达到防病治病的目的。在耳鼻咽喉科多用于治疗虚寒性的耳、鼻、咽喉疾病。常用艾条悬灸法（温和灸），其方法是将艾条燃着的一端对准施灸部位，间隔一定距离（距 0.5~1 寸），进行熏灸，使患者有温热感而无灼痛，一般每处灸 3~5 分钟，灸处以皮肤稍起红晕为度。

施灸时应注意：①对于小儿患者、知觉减退者和昏迷患者，为了防止烫伤，医生可用中、食两指分开，放在施灸部位的两侧，通过医生手指的感觉来测知受热程度，以便随时调节施灸距离，防止灼伤患者皮肤。②注意安全，用过的艾条应放入小口玻璃瓶内盖严，以防复燃。③施灸后，若皮肤出现小水疱，可不处理，任其自然吸收；如水疱过大，可用注射器将泡内液体抽出；如有化脓者，应用敷料保护灸疮，待其吸收愈合。

（1）耳科常见病，如梅尼埃病、耳鸣、耳聋等病证属虚寒证者，可配合用灸法。常用穴位：百会、中脘、关元、足三里、背俞穴。

（2）鼻科常见病，如鼻鼽、鼻渊、鼻槁、鼻窒及鼻衄等属虚寒证者，可配合用灸法。常用穴位：膈俞、上星、悬钟、合谷、百会、内关、鼻通、迎香、风池、大椎及背俞穴。

（3）咽喉科常见病，如喉痹、梅核气、喉喑、急喉风等病证属虚寒者，可配合用灸法。常用穴位：足三里、合谷、曲池、内庭、少泽、涌泉、外关、天突、天容等。

（五）穴位埋线法

穴位埋线法是将铬制羊肠线埋植在穴位内，利用羊肠线对穴位的持续性刺激作用来治疗疾病的一种方法。

（1）迎香穴位埋线：常用于治疗鼻槁、鼻鼽、嗅觉减退等。方法是：按外科原则消毒后，铺小孔巾，在迎香穴局部注入 1% 利多卡因，每侧 1~2ml，用带有羊肠线的三角缝针，穿过穴位内，埋线长约 0.5cm，剪去露出皮肤外面的线头。如有出血，稍加压迫止血，不必包扎。

（2）喉结旁或天突穴位埋线：常用于治疗声门闭合不全或声带麻痹的声嘶。方法同迎香穴位埋线。

五、耳鼻咽喉病的推拿、按摩、导引法

（一）咽鼓管自行吹张法

主要用于治疗耳胀耳闭。《保生秘要》说：“定息以坐，塞兑，咬紧牙关，以脾肠二指捏紧鼻孔，睁二目，使气串耳通窍内，觉哄哄有声，行之二三日，窍通为度。”其方法是调整好呼吸，闭唇合齿，用拇、食二指捏紧双前鼻孔，然后用力鼓气，使气体经咽鼓管咽口进入中耳内，此时可感觉到鼓膜突然向外膨出，并有轰然之声。

（二）鼓膜按摩法

用于治疗耳鸣、耳聋、鼓膜内陷者。《景岳全书》说：“凡耳窍或损或塞，或震伤，以致暴聋或鸣不止者，即宜以手中指于耳窍中轻轻按捺，随捺随放，随放随捺，或轻轻摇动，以引其气，捺之数次，其气必至，气至则窍自通矣。凡值此者，若不速为引导，恐因渐闭而竟至不开耳。”其法是用中指插入外耳道口，轻轻按压，一按一放，或中指尖在外耳道轻轻摇动十余次，待外耳道的空气排出后即突然拔出，如此重复多次。也可用两手中指，分别按压耳屏，使其掩盖住外耳道口，一按一放，有节奏地重复数十次。

（三）鸣天鼓法

用于防治耳鸣耳聋。如《内功图说 · 十二段锦总诀》说：“鸣天鼓，二十四度闻”。“计算鼻息出入各九次，毕，即放所叉之手，移两手掌擦耳。以第二指叠在中指上，作力放下第二指，重弹脑后。要如击鼓之声，各二十四度，同两手弹共四十八声，仍放手握固”。其方法是调整好呼吸，先用两手掌按摩耳郭，再用两手掌心紧贴两外耳道，两手食、中、无名指、小指对称地横按在枕部，两中指相接触，再将两食指翘起放在中指上，然后把食指从中指上用力滑下，重重的叩击脑后枕部，此时可闻洪亮清晰之声，响如击鼓。先左手 24 次，再右手 24 次，最后双手同时叩击 48 次。

（四）鼻部按摩法

用于治疗鼻塞、流涕之证。将两手鱼际部搓热，然后分别于鼻背由鼻根向迎香穴往返按摩，至有热感为度，然后再分别由攒竹向太阳穴推按，使局部有热感。每日 3 次。迎香穴按摩用食指于迎香穴上点、压、揉、按，每日 3 次，以觉鼻内舒适为度。

（五）咽喉部按摩法

（1）声嘶失音的按摩方法：取穴部位重点在人迎穴、水突穴、局部敏感压痛点及咽喉部三条侧线。第一侧线，喉结旁开 1 寸处直下；第三侧线，喉结旁开 1.5 寸直下，第二侧线，在第一、第三侧线中间。操作时，患者取坐位或仰卧位，医者先于患者咽喉部三条侧线用一指推法或拿法，往返数次，也可配合揉法。然后在人迎、水突穴及敏感压痛点处采用揉法。手法宜轻快柔和，不可粗暴用力。

（2）咽喉疼痛的按摩方法：取风池、风府、天突、曲池、合谷、肩井等穴，操作时患者取仰卧位，先在喉结两旁及天突穴处用推拿或一指推揉手法，上下往返数次；再取坐位，按揉风池、风府、肩井等穴，配合拿曲池、合谷等。

第三节　耳鼻喉疾病外治法的作用机制及特点

一、耳鼻喉疾病外治法作用机制

耳鼻喉疾病外治与内治法一样，均是以中医的整体观念和辨证论治思想为指导，运用各种不同的方法将药物施于皮肤、孔窍、腧穴等部位，或针灸、推拿等对病变局部各种特殊治疗方法，以发挥其疏通经络、调和气血、解毒化瘀、扶正祛邪等作用，使失去平衡的脏腑阴阳得以重新调整和改善，从而促进机体功能的恢复，达到治病的目的。“治虽在外，无殊治内也”。究其作用机制不外乎整体作用、局部作用二端。现就传统认识和有关现代研究进行归纳，以便于临床应用研究的进一步开展，弘扬中医外治疗法，造福于患者。

（一）中药外治法整体作用及其机制研究

整体作用是指在某一特殊部位施以外治，通过药物的吸收或局部刺激所引起的整体药理效应或全身调节作用。因此，它又可分为药物的直接作用和间接作用两种。

1. 直接作用

（1）传统认识：直接作用是指药物透过皮肤、孔窍、腧穴等部位直接吸收，进入血络经脉，输布全身，以发挥其药理作用而言。如药物施于耳腔、鼻腔或咽喉腔，通过血脉运行全身，可改变五脏六腑的病理状态，从而治疗相关五官疾病。如应用熏鼻法、滴鼻法治疗分泌性中耳炎。实践证明，这一疗法对耳鼻喉科多种疾病有肯定疗效。

（2）现代研究：随着中医现代化的发展，中药外治机制的现代研究也日益受到重视，并取得了一定的成绩。现仅从两个方面概述如下。

①药物吸收机制的研究：这一研究的开展为中药外治疗法，尤其是内病外治的研究提供了客观依据，对指导中药外治途径的选择和新型外治制剂的研制有着重要意义。

皮肤吸收：中医皮肤给药的特色在于经穴外敷。药物经皮肤吸收的途径主要有四。a. 通过动脉通道，角质层转运（包括细胞内扩散，细胞间质扩散）和表皮深层转运而被吸收，药物可通过一种或多种途径进入血液循环。b. 水合作用：角质层的含水量为环境相对湿度的函数。中药外贴，“形附丽而不离”“气闭藏而不泄”，局部形成一种汗水难以蒸发扩散的密闭状态，使角质层含水量由 5%~15%，增至 50%。角质层经水合作用后，可膨胀成多孔状态，易于药物穿透。实践证明，药物的透皮速率可因此而增加 4~5 倍。同时还能使皮温从 32℃增至 37℃，加速血液循环。c. 表面活性剂作用：如膏药中所含的铅皂是一种表面活性剂，可促进被动扩散的吸收，增加表皮类脂膜对药物的透过率。d. 芳香性药物的促进作用：在外治方药中，冰片、麝香、沉香、檀香、石菖蒲、川椒、白芥子、生姜、肉桂之类芳香药物，几乎方方皆有。现代实验研究表明，芳香性药物敷于局部，可使皮质类固醇透皮能力提高8~10倍。说明我们的先贤多取芳香类药物为主进行外治，是有其深刻道理的。

灌肠吸收：西医学对大肠的生理和肠道给药的吸收、转送过程已有较明确认识。正常人大肠吸收液体的能力为每日4~6L，在病理状态下仍然很强，直肠给药吸收有两个途径：第一是通过直肠静脉经门静脉进入肝脏，然后进入大循环；第二是通过中直肠和下直肠静脉进入下腔静脉，绕过肝脏而直接进入大循环。药物注入结肠时，其吸收途径是由上直肠静脉和结肠静脉。其特点一是减少药物在肝脏中发生化学变化，能较好地保持药物效力的完整性。二是吸收快、奏效速。研究表明，大肠给药的吸收速度较口服为快，其黏膜吸收在用药之后立即开始。

鼻腔吸收：无论是取嚏法、喷鼻法，还是滴药法、塞药法、闻药法等都是通过鼻黏膜的吸收途径而起到治疗作用的。国外研究表明，鼻黏膜有反射作用，当刺激有关部位时，可产生生理和治疗效应。鼻黏膜表面积约150cm^2，其上分布有丰富的血管，鼻黏膜上的纤毛可增加药物吸收的有效面积。因此，鼻腔用药对某些病有较好疗效。

口腔吸收：口腔黏膜血管丰富，口腔给药可使药物在口中含化溶解经黏膜表面扩散，通过毛细血管吸收进入血液，因口腔黏膜对某些药物吸收较快，有时仅次于静脉注射及雾化吸入。

肺部吸收：肺部对药物的吸收，主要是通过吸入气雾剂实现的。当药物雾化成粒径为0.5~1μm的颗粒，经口腔喷入可直达肺泡囊，不但能迅速起局部作用，也可很快吸收而起全身作用，其吸收速度，甚至不低于静脉滴注法。因肺泡是空气–血液进行交换的场所，它的特殊解剖结构使肺成为一个巨大的吸收部位。人的肺泡总数为3亿~4亿个，总面积可达100m^2，而肺泡细胞间质中有着致密的毛细血管，肺泡壁和毛细血管壁两层膜间隔仅为0.5~1μm，肺泡内药物就能很容易进入血液循环。此外，分布于肺泡的毛细血管总面积约达90m^2，而通过肺的血液循环量又很大，这些都是促进肺部对药物迅速吸收而发挥全身治疗作用的重要因素。

以上研究，几乎完全充实了中药外治“切于皮肤，御于内理，摄于吸气，融于渗液”的理论。表明施用外治药物能迅速经皮肤、黏膜等处的渗透扩散，吸收入血的可靠性，也为今后开展中药外治的研究提供了重要借鉴。

②作用机制的现代研究：中药外治之所以能够防治疾病，是因为它有与内治同样的作用机制，从目前研究概况看，中药外治除药物直接进入血液循环系统发挥其本身的药理作用外，还有调整各系统组织器官功能和机体免疫功能等作用。

提高机体免疫功能：这一作用机制已被各地临床应用和实验研究所揭示，如“冬病夏治的三伏贴”，治疗过敏性鼻炎、慢性咽喉炎、喉源性咳嗽效果良好，被各地医院广泛采用。从文献资料看，此类中药贴敷于体表腧穴，可使机体细胞免疫和体液免疫等大大提高，增强机体抗感染、抗过敏的能力。贴敷后的患者，均有感冒减少，过敏现象消失或减轻、消化功能增强、体力增加等。艾灸的实验研究更加明确了这一机制。研究发现，施灸后可使免疫体大量产生溶血素、凝集素、沉降素，显著增加白细胞数量，提高白细胞的吞噬能力，增强机体免疫力和对各种疾病的抵抗能力。耳穴压豆、针灸、按摩、中药离子导入等法对机体免疫机能也均有一定调节作用。由此可见，外治法提高机体免疫功能的途径是多方面的，但主要是通过不同程度地增强网状内皮系统机能活动，增加体内各种特异性抗体及非特异性抗体等作用而实现的。

对血液系统的调整作用：这项研究以灸法和磁疗为多，灸法可使白细胞、红细胞数量显著增加，甚至成倍增加。这一指标的改善与艾灸对过敏性鼻炎、慢性咽喉炎等疾病的临床疗效是一致的。艾灸还可使血液凝固时间缩短，增加止血作用，故灸法对鼻衄等出血性疾患，常获良效。

对神经、体液及内分泌的影响：前面所述的冬病夏治的三伏贴，之所以对各种鼻炎、咽喉炎有效，是和贴敷法能提高丘脑-垂体-肾上腺皮质系统的内分泌功能分不开的。针灸疗法对神经具有兴奋和抑制的双向调节作用，可使机能低下、衰弱或麻痹的神经得以兴奋，或使由于过敏而引起疼痛，痉挛的神经得以镇静。以上这些，仅是近年来中药外治中部分外治的一些机制，而更多的中药外治法的深层的机制还有待进一步深入探讨。

2. 间接作用及其机制研究

间接作用是指药物对局部的刺激，通过经络系统的调节而起到纠正脏腑阴阳气血的偏盛偏衰、补虚泻实、扶正祛邪等作用以治疗疾病。它首先表现在药物施于体表、腧穴、孔窍等，对局部产生一定的刺激，可通过经络将这一刺激信息传入内脏直达病所，发挥调节或治疗效应。其次是促进药物直接治疗作用的发挥。这是因为中药外治除了施药外，还有辅助的温热刺激、化学刺激和机械物理刺激等，以加速血液循环，促进药物的渗透、吸收和传播，而增强全身效应。现代所用的中药电离子导入法、红外线治疗等无不属于间接作用的具体运用。实践证明：这一间接作用的运用，对提高临床疗效大有裨益。

现代研究表明：药物对体表某一部位的刺激，可通过反馈原理将刺激信息传入体内相应的部位，而起到生理或治疗效应。如耳穴压豆法对耳穴的机械刺激可通过末梢神经传入大脑皮层的相应区域，从而抑制或减弱了原有的病理兴奋灶，使大脑皮层的兴奋与抑制趋于平衡，以获得疾病的痊愈或好转。此外，通过耳穴压豆可起到镇痛作用，其机理与内源性吗啡样物质的产生有关。随着对耳穴压豆法作用机制的深入探讨，耳穴压豆疗法将更广泛用于各种疾病的防治和保健。

此外，从某种意义上讲，中药外治，特别是外敷于腧穴、病变局部（针灸称阿是穴）的中药，可通过经穴—内脏相关的途径，作用于体内的各个系统而起到多系统、多器官、多途径、多环节的调整作用，这也包含间接作用在内。

（二）中药外治法局部作用及其机制研究

局部作用是指药物对病变局部的治疗作用而言。如鼻疔、断耳疮、耳疖等局部外敷如意金黄膏以清热解毒、消痈散结；鼻出血以中药塞鼻法清热凉血、收敛止血等，均是药物对病灶局部作用的体现。中药外治局部作用的现代研究，主要有以下几个方面。

（1）采用各种不同方法，对外治中药进行药理分析，以指导临床治疗。

如研究证实黄连、黄柏、黄芩、金银花、连翘等中药均有抗感染、抗病毒的化学成分。因而，对局部有良好的抗感染作用。

（2）对外敷祛腐生肌药作用的研究发现，“生肌”作用对伤口修复过程的影响主要有三个方面。①促进细胞的增生分化与肉芽组织的增长速度，在一定程度上可加快伤口的愈合速度。②促进巨噬细胞的游出，据观察肉芽组织切片所见，外用中药组内含较多的巨噬细胞，明显区别于对照组（外敷双层灭菌凡士林纱条）。伤口内的巨噬细胞，除具有吞噬细菌、异物和坏死组织碎片，提高局部的抗感染能力外，还能分泌促成纤维细胞增殖的物质，并有调节胶原代谢的作用，对伤口愈合有重要意义。外用生肌药物能减少瘢痕形成，其防止瘢痕形成的机制与促进巨噬细胞游出有一定关系。③改善创面血液循环，增加局部血、氧供给，加速创面新陈代谢，促进创面愈合。

目前对中药外治机制的认识，已有一个良好的开端，为应用、研究的开展提供了一定的客观依据，但无论是中医还是西医学对此的认识，均不够全面和系统，尚有待于深入探讨和进一步提高。

二、中药外治法的特点

（一）直达病所，奏效迅捷

中药外治法施于局部组织内的药物浓度显著高于其血液浓度，故发挥作用充分，局部疗效明显优于内治，且取效迅捷。如气雾剂用于急性鼻炎，鼻腔填塞法、冲洗法用于急慢性鼻炎、过敏性鼻炎等均有殊效。直达病所，奏效迅捷，为中医外治最为显著的特点。随着中药外治疗法的不断增多和逐渐完善，其局部治疗作用必将进一步延伸和加强，外治的这一特点也将更为突出。

（二）多途给药，补充内治

口服给药，由于给药时间及剂量的关系，药物浓度在血液中不能保持恒定，另外药物经口腔进入血液后，沿途受到化学物质或酶的分解破坏作用，达到病所时已所剩无几，使疗效受到影响。而外治法则多无此弊端。

因外治疗法具有多种可供选择的治疗途径，对于不能口服药物，或鼻饲困难以及儿童难以服药，久病体虚或脾胃运化功能障碍，难受攻补之人，均无过多禁忌而可施用，每能起到内治所不能起到的作用，以补内治所不逮，因此丰富了临床治疗手段。应用时可单独选择一种外治疗法，或多种外治疗法共同施用；必要时与内治联合运用，定能使疗效大大提高。

（三）种类繁多，适应证广

中药外治法历史悠久，经过漫长的岁月和历史的验证，不断地总结和创新，方法日益增多，有些疗法已涉及医学的最新前沿。目前中药外治法已发展到百余种，大体分为五官九窍外治、腧穴外治、病变局部外治、现代外治法等类别，应用于临床耳鼻喉科，适应证极为广泛。仅药物贴敷一种疗法即可治疗扁桃体周脓肿、过敏性鼻炎、先天性耳前瘘管并感染、急慢性咽炎等多种疾病。许多中医外治疗法，如药枕疗法等，不但可用于治疗疾病，还可健脑益智、强身健体，具有较高的保健价值。

（四）廉便效验，易于推广

中药外治法一般所需药物剂量较小，不用特殊的仪器和设备，故可以节省大量药源，减少开支，也便于操作，易于掌握，操作简便，易学易用，利于普及推广，深为广大群众所喜用。甚至很多外治疗法皆可随地取材，花费极少，且操作极为简便，凡经言传身教或通过文字介绍，很快即可掌握要领，无论是医务工作者抑或患者本人及其家属，多可兼学并用。

（五）使用安全，毒副作用较少

中药外治法一般兼有刺激作用与药效作用，所需药量远小于内服药量。另外，对于某些疾病往往采用患病局部或病位相邻以及关系密切部位施药，在局部形成较高的药物浓度，而血中药物浓度则甚微；有的外治法即便通过人体直接吸收而发挥作用，也因其选择性较强，或直接进入大循环，避免了药物对肝脏的直接毒害。而耳穴压豆等疗法则几乎无毒害作用，十分安全可靠。

第四节　耳鼻喉疾病外治法临床应用要点

耳鼻喉科外治方法众多，适应证是否准确，选择药物恰当与否，直接影响到临床的疗效。现将其临床应用要点分述如下。

一、辨证论治是前提与依据

中医外治疗法，是中医学的重要组成部分，它与内治疗法一样，必须坚持以中医理论为指导，严格遵循辨证论治的原则。吴师机曾特别强调，中医外治要“先辨证、次论治、次用药”，并明确指出辨证有五：“一审阴阳、二察四时五行、三求病机、四度病情、五辨病形，精于五者，方可辨证分明。”辨证是论治的前提和依据，也只有明确病变的阴阳、表里、虚实、寒热等属性，抓住疾病本质，把握疾病的标本、轻重、缓急，才能正确施治，达到预期效果。例如，鼻塞流脓涕，辨证属表热者，可选用鲜薄荷叶捣烂成团，揉擦迎香、合谷以疏散风热；鼻塞流清涕，辨证属表寒者，则可选用艾条，取迎香、上星穴，悬灸以发散风寒。只有如此辨证论治才能使外治疗法有据可依，有法可循。更好发挥治疗作用。如果虚实不明，寒热不辨，表里混淆，阴阳不分，不但难以奏效，而且还可能导致病情恶化。

二、选择给药途径，确定治疗方法

给药途径和施药方法的选择，是运用中药外治疗法的又一重要环节。临床上可参考以下几点。

（1）根据中医藏象学说，选取窍道给药途径：常用的方法有点舌、吹喉、塞鼻、滴耳等。以肺脏为例，肺居上焦，主表，开窍于鼻，鼻的通气和嗅觉与肺经功能密切相关，据此可采用塞鼻法、鼻嗅法、嗃鼻法等外治方法治疗肺经引起的耳部疾患。正如吴师机所说："大凡上焦之病，以药研细末、嗃鼻取嚏发散为第一捷法。"

（2）根据疾病特点，选择全身或局部给药途径：当疾患局限于体表某一部位时，可选择局部给药途径，使药物直达病所，奏效迅捷。如治疗断耳疮、耳疖、鼻疔，可选取如意金黄膏外敷，以清热解毒、消肿散结；对于耳源性眩晕，颈部供血不足引起的耳部疾患，宜采用中药离子导入、薄贴、热熨、药物灸治等局部外治给药法。

（3）根据病情需要，可采取多种外治方法联合应用：如外耳湿疹，一般宜先用湿敷法，再加以吹药法，尔后结合油膏涂擦法。如此数法并施，则作用明显增强，治疗效果亦随之提高。

三、选择适宜外治剂型

外治中药剂型繁多，除传统的丸、散、膏、丹等外，近年来又开发出气雾剂、灌肠剂、膜剂、乳剂、注射剂等。各类剂型由于制作方法不同，作用特点各异，因而临床使用时，必须合理选用，以充分发挥其疗效。如喉源性咳嗽、过敏性鼻炎发作时，宜选用气雾剂，以求速效。如，鼻源性头痛和慢性咽喉炎属虚实者，则宜选用热熨剂或艾灸法以温通止痛。再如酊剂，由于酒精涂在皮肤上容易挥发，溶于酒精内的药物便不易渗透到深部肌肉组织，故只适用于皮肤表浅疾患。又由于酒精有刺激性，故凡溃破后的疮疡及糜烂者均应慎用。可见剂型选择合理与否，直接影响到疗效的高低，必须引起足够的重视。

四、因人、因时、因地制宜

中医学"天人相应"的整体理念，说明了大自然的千变万化、寒暑交替，时刻都影响着人体的生理与病理，而人体本身又有禀赋、体质、年龄、性别的不同，以及其生活习惯和环境等差异，因而运用外治疗法，就必须注意到自然因素和人的因素，即所谓因人、因时、因地制宜。也就是不但要区别长幼、男女、体质强弱，而且要结合季节、气候、地域的不同，以选择最佳外治方法。如同为伤风鼻塞，小儿脏腑娇嫩、形气未充，宜用苏叶、葱白、生姜、淡豆豉加水煮沸，让患儿吸其蒸气，待汗出自解；而老人气血已衰，可用嗃鼻取嚏，生姜擦背，煨热姜敷额等法。再者，同一种疾病、在不同的季节，外治用药亦当有所区别。

我国地域辽阔，各地四季气候差异悬殊，因而在运用中药外治时，必须结合当地气候特点，确立相应用药原则。在西北严寒地区，宜重用辛温解表之品，而东南温热地区、辛温解表之品则宜轻用，免致过汗伤正。

临床运用中药外治疗法，除应熟练掌握上述方法要领外，还必须根据病情需要，及所选外治疗法在该病中的治疗地位、疗效等，有的放矢，灵活选配针灸、推拿等中医外治疗法或与内治疗法结合运用，以提高临床疗效，促进患者早日康复。

第五节　耳鼻喉疾病外治法发展前景及应用方法

众所周知，科学技术作为生产力，是不断推动社会发展的原动力。不能满足时代发展需要的学科，将会逐渐被社会所淘汰。中医耳鼻喉科学作为一门应用科学，更应跟上时代的步伐。在现代科学技术发展日新月异的今天，许多边缘学科及交叉学科的出现，给中医耳鼻喉科学注入了新的活力。中医外治方法亦在现代科学技术的渗透及影响下，出现了一个崭新的局面。在具体的应用方法上结合现代科学技术进行了诸多改进，使中医外治的新方法、新器具、新剂型不断产生，提高了传统方法的疗效，丰富了理论上的内容，更增添了许多现代化的色彩，令人耳目一新。

一、开展外治方法与器具的创新

中医外治同内治法一样，也是在整体观念的指导下，通过皮肤、孔窍，经络，腧穴途径来达到治疗作用的。因此，其方法也大多局限于广义上的外敷、熏洗、加温等方面。人们在中医外治新器具、新方法的研究中，主要可以从促进药物吸收和多种方法协同使用的角度着眼。

（1）研制出不少以促进药物吸收为主，并具有使用方便等特点的新器具。如根据传统火罐、水罐的原理，运用一种负压吸引器作为中医外治的新工具，这种新器具上部为一橄榄头，在负压吸引器作用下可产生负压，于鼻腔内滴入中药药液，进行置换吸收，此法用于治疗鼻窦炎效果显著。再如，根据中医“闻香祛病”的理论而研制成功的鼻嗅器，是对传统嗅吸剂使用方法的进一步发展。它是一种尖端和下部有小孔的管状塑料制品，管内放置药末，外配套管密封，具有使用舒适，携带方便等优点。

（2）运用现代生物物理学等方面的知识和技术，研制出许多新的具有治疗作用的仪器并与中药外治协同应用，这应该说是中医外治现代化发展的较突出的特色之一。随着生物物理这一学科的出现，引起了医学界广泛的重视，随之也产生了一大批单纯利用光、电、磁等的物理效应而治疗疾病的新的仪器设备。而中药外治亦是通过施药于外，而力达于内的一种治疗方法，如果对这种传统的治疗方法稍加改进，从外部施与一定的能量而促进药物的吸收，则应该能收到更好的治疗效果。正是在这种思路的启发下，才产生了众多的物理手段和药物治病协同应用的新方法，其中以利用光，电、磁等原理配合中药来治疗疾病的方法最为常见。

①超声雾化器使药物雾化而形成直径小于3μm的颗粒，这种颗粒可由呼吸直接进入终末支气管，从而增加药物的有效吸收面积和效果，对呼吸系统和某些全身疾病有很好的疗效。

②电疗是较早应用于临床的一种物理疗法，而与中药外治相配合，则多见直流电离子导入的方法，它是根据直流电场内，电荷的同性相斥、异性相吸的原理，使药物变成离子状态而导人体内。

③磁疗是利用磁石治病的一种物理方法。早在《神农本草经》中即有磁石治病的记载。现代生物物理学表明，人生活在地球这个大磁场中，而人体本身也有一个由无数个小磁场组成的整体生物磁场。周围的磁场对人体有着重要的影响，利用磁场治疗疾病已多有论述，并已有数部专著问世，而将磁疗与中药外治相结合运用，则是一种新的现代外治方法。

正如机器人的产生，象征着人类手臂功能的延伸一样，中医外治与现代科技相结合而产生的新器具、新方法，无疑对中医外治现代化向着更高程度的发展起到了催化剂的作用。

二、探索外治剂型的新方法

中药剂型改革不单纯是内服汤、丸药等需要考虑，外治剂型亦存在着如何乐于为人们所接受和便于更好地发挥疗效等问题。

（1）由于直肠吸收促进剂的深入研究，加速了直肠给药剂型的发展。如治疗胆腑郁热型鼻窦炎所用中药颗粒灌肠剂，用时纳入肛门 2~4cm 处，每次用量不超过 30ml。其主要有 50%~70% 药物不通过肝脏直接进入大循环，减少肝脏首过作用对药物的破坏和药物对肝脏的毒副作用；吸收迅速，生物利用度高，仅次于静脉注射；用药方便无痛苦；与注射剂相比，制备较简单，且用药的安全性大，这为中药外治速效剂型的发展奠定了一个新的基础。

（2）膜剂是近年发展起来的一种新型外治剂型，它是将药物溶解或分散在成膜材料中而制成的薄膜状固体制剂，成膜材料系高分子材料，如羧甲基纤维素钠（CMC-Na），聚乙烯醇（PVA）、乙烯 - 醋酸乙烯酯共聚物（EVA）等，使用时黏附于局部，缓慢释药，可治疗局部病变，还可用作全身性治疗，如斑蝥发疱膜，以羧甲基纤维素钠为成膜材料，将制成的药膜剪成 4mm × 4mm 大小，贴于 2cm × 2cm 胶布中央，外盖塑料薄膜，用时撕去塑料膜，贴在穴位上，5~6 小时发疱后揭去，用以治疗过敏性鼻炎等某些全身性疾病。

（3）注射剂是一种速效剂型，中药剂型改革在这方面的进展比较快。如目前较常用的丹参注射液，即是用单味丹参提取有效成分后制成的，其活血化瘀作用与某些西药相近，对治疗慢性咽炎、耳鸣、耳聋疾病效果显著；虽然部分针剂目前还存在澄明度差、不宜久贮、疗效不稳定等因素，但随着科学技术的发展和中药有效成分研究的深入，相信中药针剂将会有较大的改进提高。

（4）气雾剂是将包装于受压容器内，通过揿动阀门而释放被抛射剂雾化了的药液的一种制剂，主要施用于鼻腔、咽喉黏膜，具有使用方便、起效快速的优势。

（5）化学热熨剂，包含着化学与制剂学的相互渗透，是由化学发热剂与中药相合而成，使用极方便，是对传统热熨剂的一大更新。如艾灸贴、暖宝贴等，对虚寒性鼻炎、咽喉炎等也有较好的疗效。

三、使外治方法与日常用品相结合

将耳鼻喉疾病外治方法与日常生活用品结合起来，使其使用更为方便，作用更为持久，是耳鼻喉科中医外治朝着现代化、保健化方向发展的又一大特色。它寓治疗于人们的生活起居之中，是对古代衣冠疗法、闻香祛病的继承与进一步发展。

（1）药物与服饰相结合而产生的药物保健用品，是古代衣冠疗法在现代的新体现，如药物兜肚、口罩、香囊等。有人运用芳香开窍的中药制成粉剂，配制成特质滤芯，制成药物口罩，预防鼻炎、咽喉炎效果极佳。

（2）药枕在我国已有悠久的历史，它是运用具有挥发成分的中药或凭借头部的温度使枕内药物成分缓慢释放出来，由皮肤、鼻腔黏膜吸收而起到治疗作用。不仅能起到治疗疾病的作用，还有辅助睡眠的保健功效。如通窍鼻炎枕即是其中之一，它是用中药金银花、菊花、野菊花、苍耳子、辛夷、蝉蜕、薄荷、藿香、佩兰、石菖蒲、白芷、羌活等，上药混匀装入枕头内，每晚当睡枕使用（且需保证每次实际使用6小时以上），疗程为4周。对过敏性鼻炎有明显的疗效。

在实际生活中，既有“不肯服药之人”，又常见“不能服药之证”，往往在接受口服中药时有一定的困难，因此外治法既可保持中医辨证论治的传统，又可避免口服中药之苦。大量的临床资料和实验结果也证明，改变给药途径局部用药，可加大药物浓度，是一条理想的用药途径。用生理活性较强的药物，直接作用于病变局部靶组织，除药物作用外还具有一定的经络效应，这是内服药物所无法达到的。因此，外治法只要运用合理，不仅和内治法一样可达到治病的目的，还可弥补内治法之不足，正如清代医家吴师机所谓内服用药与外治用药有“殊途同归”之功。西医学近年来也认识到全身用药对人体可能产生一定的危害，主张定向用药，这些治法的改变都和中医外治法有异曲同工之妙，而这一观念的改变也给中医外治法的研究与开发带来机遇，中医同仁应不失时机地努力研究，使这一古老的治法为人类健康做出更大的贡献。

第二章 临床应用

第一节　耳鸣、耳聋

耳鸣指患者自觉耳中鸣响而周围环境中并无相应的声源。它可发生于单侧，也可发生于双侧，有时患者自觉鸣声来自头颅内部，中医又可称为“颅鸣”或“脑鸣”。耳聋指不同程度的听力减退。中医认为程度较轻者称“重听”。耳鸣与耳聋临床上常常同时或先后出现，二者的病因病理及中医辨证施治原则也基本相似，故将耳鸣与耳聋合在一起进行讨论。它们既是多种耳科疾病乃至全身疾病的一种常见症状，有时也可单独成为一种疾病。西医学的突发性聋、爆震性聋、传染病中毒性聋、噪声性聋、药物中毒性聋、老年性聋、耳硬化症以及原因不明的感音神经性聋、混合性聋及耳鸣等疾病，均可参考施治。

1. 临床诊断

（1）病史：如耳外伤、爆震史、噪声接触史、耳毒性药物用药史、耳流脓史、其他全身疾病史、治疗史等。

（2）临床症状：①耳鸣：可急性起病，亦可缓慢起病；即可为单侧亦可为双侧；可呈持续性，也可呈间歇性；耳鸣的音调可呈高音调（如蝉鸣声、汽笛声、口哨声等），亦可呈低音调（如机器声、隆隆声等）；一般在夜间或安静时加重，严重时可影响睡眠及对生活、工作、情绪产生干扰；多数耳鸣患者伴有听力下降。②耳聋：轻者听音不清，重者完全失聪。突发耳聋者以单侧为多见，常伴有耳鸣及眩晕，少数亦有双侧同时发生者；缓慢发生的渐进性耳聋多为双侧。部分耳聋可呈波动性听力下降。

（3）辅助检查：①外耳道及鼓膜检查。②听力学检查：如音叉实验、纯音测听、耳鸣音调与响度测试、声导抗测试、电反应测听等。③影像学检查：如颞骨及颅脑 X 线、CT、MRI 等检查。

（4）诊断原则：①以耳鸣、耳聋为主诉，通过病史及检查，能查出引起耳鸣、耳聋的原发疾病者，应下相应的疾病诊断。②以耳鸣为主诉，无明显听力下降，通过检查不能确定原发疾病者，可诊断为耳鸣。③突然发生的明显的听力减退，伴或不伴耳鸣、眩晕，排除外耳、中耳疾病后，可诊断为暴聋。④缓慢发生并逐渐加重、病程较长的耳聋，排除外耳、中耳疾病后，可诊断为久聋；若同时伴有明显的耳鸣，可诊断为耳鸣耳聋。

2. 中医分型

耳鸣耳聋有虚实之分，实者多因外邪或脏腑实火上扰耳窍，抑或瘀血、痰饮蒙蔽清窍；虚者多为脏腑虚损、清窍失养所致。

（1）风热侵袭型：突起耳鸣，如吹风样，昼夜不停，听力下降，或伴有耳胀闷感，全身可伴有鼻塞、流涕、咳嗽、头痛、发热恶寒等，舌质红，苔薄黄，脉浮数。

（2）肝火上扰型：耳鸣如闻潮声或风雷声，耳聋时轻时重，多在情志抑郁或恼怒之后耳鸣耳聋加重，伴口苦、咽干，面红或目赤，尿黄，便秘，夜寐不宁，胸胁胀痛，头痛或眩晕，舌红苔黄，脉弦数有力。

（3）痰火郁结型：耳鸣耳聋，耳中胀闷，头重头昏，或见头晕目眩，胸脘满闷，咳嗽痰多，口苦或淡而无味，二便不畅，舌红，苔黄腻，脉滑数。

（4）气滞血瘀型：耳鸣耳聋，病程可长可短，全身可无明显其他症状，或有爆震史，舌质暗红或有瘀点，脉细涩。

（5）肾精不足型：耳鸣耳聋，昼夜不息，安静时尤甚，听力逐渐下降，或见头昏眼花，腰膝酸软，虚烦失眠，夜尿频多，发脱齿摇，舌红少苔，脉细弱或细数。

（6）气血亏虚型：耳鸣耳聋，每遇疲劳之后加重，或见倦怠乏力，声低气怯，面色无华，食欲不振，脘腹胀满，大便溏薄，心悸失眠，舌质淡红，苔薄白，脉细弱。

一、药物外治法

（一）塞耳法

处方 001

耳塞 0 号胶囊：熟地黄、五味子、炒山药、山茱萸、牡丹皮、泽泻、茯苓各 2g，石菖蒲、磁石各 1g。

【用法】 准备好空心胶囊（0 号），根据内治法辨证分型，将所需中草药通过粉碎机粉碎过 80 目筛，装入空心胶囊，并在胶囊的一侧使用一次性采血针在胶囊的一侧顶端扎 10~15 个小孔。将胶囊有孔一侧放入外耳道口，另一侧卡在耳郭处。每次放置 4~8 小时，每天 1 次，10 次 1 疗程。

【适应证】 肾精不足型耳鸣耳聋。

【注意事项】 耳塞胶囊（为特制胶囊）放置后容易脱落，儿童、老年人容易放置外耳道后误入耳道深部，取之不出，可至专科门诊内镜下取出。

【出处】《临床医学研究与实践》2018，17（6）：116–117.

处方 002

耳塞 1 号胶囊：龙胆草、栀子、黄芩各 2g，柴胡、木通、车前子、泽泻、当归、生地、石菖蒲、甘草各 1g。

【用法】 准备好空心胶囊（0 号），根据内治法辨证分型，将所需中草药通过粉碎机粉碎过 80 目筛，装入空心胶囊，并在胶囊的一侧使用一次性采血针在胶囊的一侧顶端扎 10~15 个小孔。将胶囊有孔一侧放入外耳道口，另一侧卡在耳郭处。每次放置 4~8 小时，每天 1 次，10 次 1 疗程。

【适应证】 肝火上扰型耳鸣耳聋。

【注意事项】 耳塞胶囊（为特制胶囊）放置后容易脱落，儿童、老年人容易放置外耳道后误入耳道深部，取之不出，可至专科门诊内镜下取出。

【出处】《临床医学研究与实践》2018，17（6）：116–117.

处方 003

丹参 15g，白术 15g，川芎、附子、蜀椒、大黄、干姜、巴豆、细辛、肉桂各 15g。

【用法】 诸药切碎，以醋渍一宿，熬枯去渣，用猪脂炼成 1500g，同置银器中，微火熬成膏，倾入瓷盆中俟凝，绵裹枣核大，塞入耳中。每天 1 枚，双耳交替使用。

【适应证】 气滞血瘀型耳鸣耳聋。

【注意事项】 塞药时，注意耳道深浅适中，耳内有分泌物时改用他法。

【出处】《中国膏药学》。

处方 004

菖蒲、当归、细辛、白芷、附子各 45g。

【用法】诸药以微火煎，候香滤渣，倾瓷盆中，冷凝，绵裹枣核大，塞于耳中。

【适应证】风热侵袭型耳鸣耳聋（神经性耳聋显效）。

【注意事项】塞药时，注意耳道深浅适中，耳内有分泌物时改用他法。

【出处】《圣济总录》。

处方 005

巴豆仁、蜀椒、石菖蒲、全蝎、松香各等份。

【用法】上药共研细末，装瓶贮备。用时将黄蜡熔化和诸药做成药条。放入耳内，每天换药 1 次，7 天为 1 疗程，间隔 3~5 天再使用。

【适应证】肾精不足型耳鸣耳聋。

【注意事项】放入药条时注意耳道深度，适中为宜。若双侧耳皆患病，交替使用。耳内有分泌物禁用本法。孕妇慎用。

【出处】贾一江等主编 . 当代中药外治临床大全［M］. 北京：中国中医药出版社，1991.04.

（二）穴位贴敷法

处方 006

吴茱萸粉 20g，生大黄粉 2g。

【用法】取上药粉用米醋调成膏状涂于 5cm × 5cm 纱布上，制成直径 1.5cm、厚度 0.3cm 饼。患者睡前用 35~38℃温水泡足，然后将药饼贴敷在足前部凹陷处第 2、3 趾趾缝纹头端与足跟连线前 1/3 处的涌泉穴，第 2 天起床后揭除。10 天为 1 个疗程。

【适应证】肝火上扰型耳鸣耳聋。

【注意事项】本法宜在常规治疗基础上进行。

【出处】《中国乡村医药》2016，23（14）：56–57.

处方 007

磁石 5g，麝香 5g，细辛 5g，木香 5g，石菖蒲 5g。

【用法】在针灸治疗的基础上，将上药制粉加入适量白酒，且制成糊状，贴敷神阙穴、双涌泉穴。每天 1 次，一次贴敷 0.5 小时，持续治疗 3 个疗程，1 个疗程为 20 天，每个疗程中间间隔 3 天。

【适应证】肝火上扰型耳鸣耳聋。

【出处】《中医临床研究》2016，8（21）：93–94.

（三）滴耳法

处方 008

0.1% 麝香酒精滴耳液。

【用法】在常规治疗的基础上加用 0.1% 麝香酒精滴耳，每天 3 次，每次 2 滴，共治疗 20 天。

【适应证】气滞血瘀型耳鸣耳聋。

【出处】《湖南中医学院学报》1999，19（4）：55.

（四）温筒灸法

处方 009

艾末 30g，磁石 15g，煅珍珠 10g，麝香 0.3g。

【用法】先将磁石烧成灰，与余药调匀，用黄蜡融摊纸上，卷筒烧熏患耳，气通后以艾塞耳避风。

【适应证】气滞血瘀型耳鸣耳聋。

【注意事项】当卷筒烧熏患耳时，谨防烫伤，气通后停止熏灸。若病重须间日使用。小儿、孕妇禁用。

【出处】李超主编 . 中医外治法类编［M］. 武汉：湖北科学技术出版社，1977.08.

（五）药枕法

处方 010

柴胡、龙胆草、黄芩、青皮、胆南星、芦荟、黄连、青黛、大黄、木通、石菖蒲、皂角、细辛各 50g，全蝎 6 个。

【用法】诸药共研碎，用布袋装均匀，作枕头睡，间日翻动布袋 1 次。10~15 天换药粉 1 次，病愈卸下药枕。

【适应证】肝火上扰型耳鸣耳聋。

【出处】李超主编．中医外治法类编［M］．武汉：湖北科学技术出版社，1977.08.

（六）穴位注射法

处方 011

天麻素注射液。

【用法】患者取坐位，患者一个手向前牵拉耳郭，另一手固定头发，充分暴露耳后皮肤。确定颅息穴位置（位于耳后沟，当角孙穴至翳风穴之间，沿耳轮连线的上、中 1/3 的交点处），酒精棉球消毒耳后乳突区皮肤。操作者用带 7 号针头 2.5ml 的一次性注射器抽取药物 1ml，右手持针，针刺方向与皮肤表面垂直，进针时针头斜面背向耳郭，进针至针下有抵抗感，并得气，有酸麻胀痛感，回抽无血后缓缓注入药物 0.5ml，单侧耳鸣者取患侧，双侧及颅鸣者取双侧。

【适应证】气滞血瘀型耳鸣耳聋。

【出处】《四川中医》2016，34（12）：190–192.

处方 012

复方丹参注射液。

【用法】主要取患侧穴位，如为双耳患病则取双侧，分为 2 组交替：第 1 组耳门、太溪穴，第 2 组听会、翳风穴。如第一次注射第 1 组穴位，第 2 次注射第 2 组。先用络合碘消毒，再用 75% 的酒精消毒，取一次性无菌 5ml 注射器及 5 号针头，注射复方丹参注射液 1ml，刺入后可轻微提插有酸、胀、麻、重得气针感时，回抽无血后将药液缓缓注入，每穴注射药液量为 0.3ml，每天 1 次治疗，共治疗 15 次。

【适应证】气滞血瘀型耳鸣耳聋。

【出处】《云南中医中药杂志》2015，35（3）：35-36.

（七）离子导入法

处方 013

10ml 丹参注射液 1 支。

【用法】选择合适的电极及功能完好的中频治疗仪，准备消毒弯盘 1 扇，消毒纱布 3 块，根据所选择电极的大小将其中 1 块纱布剪成合适大小的 2 块放入弯盘的一角，取 10ml 丹参注射液 1 支，按常规抽液法用 10ml 注射器抽取药液注入弯盘中已剪好的两块小纱布上，将纱布均匀地浸湿。打开治疗仪开关，按动处方选择键选择治疗处方 8 方，用血管钳夹取 2 块浸有药液的纱布分别置于直径 60mm 的两个电极上，然后将电极置于双耳的听宫、听会穴位上，若为单耳，则选择直径 20mm 的电极，一个电极置于听宫、另一个电极置于听会穴位，用绑带进行固定或嘱患者用手按紧电极，按下开始键，调节强度，强度以患者能耐受为宜，一般选择 20~25dB，强度可随需要进行加减。

【适应证】气滞血瘀型耳鸣耳聋。

【注意事项】交代患者在治疗的过程中不能随便开关电源开关，以免发生电击，如有异常情况，及时告知。在治疗的过程中，应远离心电监护仪、电脑等高频设备，以防干扰和出现电刺激过强。治疗中，输出线的两极切勿相碰，以免引起短路而损坏仪器，从而严重降低治疗效果。治疗结束，嘱患者卧床休息 10~20 分钟后再下床活动。

【出处】《中国民族民间医药》2011，（4）：69-70.

二、非药物外治法

（一）雷火灸法

处方 014

雷火灸柱：干姜、茵陈、羌活、木香、沉香、麝香、乳香等。

【用法】上药制成粉末加上艾绒制成艾条。患者取坐位，头部直立，操作者点燃雷火灸柱顶端，将火头对准应灸部位，主穴选取风池、翳风、听宫、听会、耳门、百会、涌泉，配穴取足三里、三阴交、血海，距离皮肤2~3cm，灸至皮肤发红、深部组织发热为度，整个治疗时间约30分钟。每天1次，7~10天为1个疗程。

【适应证】气滞血瘀型耳鸣耳聋。

【注意事项】选择安静、舒适、温度适宜的施灸环境。治疗时做好局部皮肤的清洁，并防治灼伤。

【出处】《系统医学》2019，4（20）：190-192.

（二）隔药灸法

处方 015

石菖蒲、郁金、半夏、冰片各等份。

【用法】上药焙干研末，过120目筛，备用；取适量生姜榨汁，与上药和成直径4cm、厚0.5cm的药饼若干，备用。取穴：听宫、听会、完骨、天柱、耳门、肾俞、肝俞、翳风、中渚、外关、阳陵泉、足三里、三阴交。操作方法：患者取仰卧位，穴位处常规消毒，然后取药饼置于穴位上，其上放置艾炷，每穴各灸6壮为度，每天选择6~8个穴位，交替施灸。每天1次，以2周为1疗程。

【适应证】痰火郁结型耳鸣耳聋。

【注意事项】孕妇不宜使用。选择安静、舒适、温度适宜的施灸环境。治疗时做好局部皮肤的清洁，并防治灼伤。

【出处】《中国中医急症》2011，20（2）：302-304.

处方 016

鲜苍术适量、艾炷 5~7 壮。

【用法】用小刀将苍术削成圆锥形，底面用针刺数小孔，然后塞进外耳道，将艾炷置于苍术上点燃施灸。每次施灸 5~7 壮，每天或隔天灸治 1 次，10 次为 1 疗程，疗程间隔 5~7 天。

【适应证】痰火郁结型耳鸣耳聋。

【注意事项】孕妇不宜使用。本病易复发，须坚持较长时间治疗。对顽固性耳鸣患者，在应用本法的同时，需指导患者配合自我作鼓膜按摩。其方法是用两手掌捂于两耳上，一按一松，每天 2~3 次，每次 10~30 下，可提高效果。

【出处】田从豁等主编．中国灸法集粹［M］．沈阳：辽宁科学技术出版社，1987.02.

处方 017

鲜生姜 6 片，艾炷 12~20 壮。

【用法】每次选用耳门、听宫、听会、翳风、中渚、耳中阿是穴。每次 2~4 个穴位，交替使用，每穴每次施灸 5~7 壮，耳部周围腧穴用小艾炷，如黄豆或麦粒大，其他腧穴艾炷如枣核大，隔生姜片灸。每天或隔天灸 1 次，7~10 次为 1 疗程，疗程间隔 3~5 天。

【适应证】耳聋甚者，加合谷、外关、肾俞、偏历；肝火上扰型加行间、合谷；外感风邪型加外关、合谷，肾虚加太溪、肾俞。

【出处】田从豁等主编．中国灸法集粹［M］．沈阳：辽宁科学技术出版社，1987.02.

（三）麦粒灸法

处方 018

麦粒大小的艾炷（直径约 2mm，高度约 3mm）。

【用法】在针灸治疗的基础上，用棉签蘸适量清水点涂灸治腧穴（中渚、外关、少泽），将麦粒灸放置于腧穴上，用线香点燃艾炷顶端，麦粒灸燃烧至患者有灼痛感时，用镊子取下艾灰，迅速续接下一壮施灸，每次每穴灸10壮，以施灸部位皮肤潮红为度。

【适应证】气血亏虚型耳鸣耳聋。

【注意事项】使用时，患者感觉灼痛，立即报告医者。灸后如形成灸疮尤应注意清洁，不需特殊处理，小儿慎用。

【出处】《浙江中医杂志》2016，51（5）：363-364.

（四）耳穴压豆法

处方019

耳上阳性反应点。

【用法】在常规治疗的基础上，使用耳穴探测仪进行经络穴位测评，在患者耳朵上找出阳性反应点，再采用王不留行籽刺激耳郭上的穴位或反应点的治疗。患者每天自行轻轻按压3~5次，每次30~60秒，冬天3~5天更换1次，夏天每天更换，双耳交替。

【适应证】风热侵袭型、肝火上扰型、气滞血瘀型、肾精不足型耳鸣耳聋。

【注意事项】①此项操作前，询问患者有无流产史、是否怀孕以及有无胶布过敏等；②刺激强度因人而异，力度适当，刺激量应达到有点疼或酸胀为宜，不能太重也不能太轻；③经常观察埋籽部位的皮肤，防止软骨膜炎发生。

【出处】《实用临床医药杂志》2013，17（6）：113-115.

（五）针灸法

处方020

头针取额中线、顶中线、颞后线（患侧）、晕听区（双侧）；体针取耳门、听宫、听会、翳风、中渚、侠溪。

【操作】面部穴位均取患侧；四肢穴位均为单侧取穴，两侧交替使用。患者取坐位，常规消毒后，根据穴位选用适宜的毫针，头针采用平补平泻法，肝胆火盛型、痰热郁结型采用先泻后补法，脾胃虚弱型、肾精亏虚型采用补法。得气后留针20~30分钟，每7~10分钟行针1次。留针期间从面部主穴选3~4个穴位行温针疗法，灸2壮，每壮约5分钟。取针后，各型患者均依次取双侧晕听区及患侧耳门、听宫、听会、翳风。施用揉法、拿法各 66 数，然后用掌心对准耳孔（患侧）施用轻度震法 3~6 数。每天治疗 1 次，10 天为 1 个疗程，疗程间可休息 1~2 天，连续治疗 3 个疗程。

【适应证】肝火上扰型、痰火郁结型及肾精不足型耳鸣耳聋。

【出处】《上海针灸杂志》2017，36（1）：71-73.

处方 021

主穴取耳尖、听宫、听会（均为患侧）。配穴：外邪内扰者配患侧完骨、双侧风池、外关；痰火阻窍者配双侧丰隆、行间、阳陵泉；肝火上炎配双侧行间、足临泣；气滞血瘀者配双侧血海、太冲、合谷。

【操作】耳尖放血，取患侧耳尖穴，患者采取端坐位，首先揉捏患侧耳郭，使患侧耳郭充血，耳尖穴常规消毒，采用一次性采血针，在耳尖穴处点刺 2~3 下，放血 15~20 滴。每疗程放血 2~3 次。患者仰卧位，常规消毒，嘱患者张大口，充分暴露耳前腧穴，选取 0.25 × 40mm 不锈钢毫针，于听宫、听会穴直刺进针 35~40mm，以患者感觉耳内酸胀且不感到疼痛为止，上述两穴不做提插捻转手法。针刺完毕，接通脉冲电疗仪，选取一组电极连接于上述 2 穴。采用频率为 50 赫兹的连续波，缓缓加大电量，直至患者耳内出现麻胀感。每次治疗时间为 30 分钟，每天治疗 1 次，10 次为 1 个疗程，疗程之间休息 3 天，治疗 2 个疗程。

【适应证】风热侵袭型、痰火郁结型、肝火上扰型、气滞血瘀型耳鸣耳聋。

【出处】《中国中医急症》2017，26（8）：1460-1462.

处方 022

患侧耳迷根，双侧驷马（包括上、中、下），肾关。

【操作】患侧耳迷根直刺 0.2~0.3 寸，不行针；双侧驷马及肾关直刺 1~1.5 寸，提插捻转至有明显胀感，留针 30 分钟。针后行耳震颤法：双手放松颈部后，手掌紧贴患者双耳，嘱患者深吸气后屏息行震颤手法 1 分钟后患者同时呼气，用力发出“呼”的一声，反复 5 次，每天 1 次。

【适应证】肾精不足型耳鸣耳聋。

【出处】《湖南中医杂志》2015，31（10）：82-83.

（六）雀啄灸法

处方 023

耳门、听宫、翳风穴。

【操作】采用雀啄灸红外治疗仪治疗。照射部位：取耳门、听宫、翳风（单侧耳鸣者取患侧穴位，双侧及颅鸣取双侧穴位）。每穴每次照射 20 分钟，每周 2 次，连续 10 次为 1 个疗程。

【适应证】气滞血瘀型耳鸣耳聋。

【出处】《亚太传统医药》2019，15（6）：150–152.

（七）穴位埋线法

处方 024

中脘、下脘、气海、关元、大横（双侧）、三阴交（双侧）。

【操作】在腹针治疗的基础上，患者取仰卧位，埋线部位皮肤常规消毒，左手拇指、食指捏住一次性 7 号注射器针头的针柄，检查针头是否完整光滑；右手以无菌镊子取一段可吸收外科缝合线，从针头的前端推进针管，留部分线体在针尖外面。左手固定进针部位皮肤，右手持针柄，斜向脊柱方向迅速进针 1~2cm，然后旋转 90 度出针，以确保线体全部进入穴位。针尖退出皮肤时立即用干棉球压迫针孔片刻，外贴医用输液胶贴。每 14 天埋线 1 次，穴位埋线 2 次为 1 个疗程。

【适应证】肾精不足型耳鸣耳聋。

【注意事项】嘱患者 3 天内避免沾水；若患者 1 天后出现局部肿胀，无须处理，3~5 天后可自行消退。

【出处】《内蒙古中医药》2019，38（10）：98–100.

处方 025

取患侧听宫、耳门、听会、翳风为主穴，取双侧足临泣、中渚、肾俞、太溪为配穴，若患者出现眩晕症状，则加取百会。

【操作】选用 9 号一次性埋线针和可吸收外科缝线（规格：2–0，长度：1cm），先对上述穴位处皮肤行常规消毒，将线体放入埋线针内，右手持针管并将其快速刺入皮下，刺入深度以 2.0~2.8cm 为佳，刺入后待患者有肿胀感后，左手退针管，右手推针芯，待针芯即将退尽，将针管快速拔出，嘱患者按压针眼片刻，以免出现皮下肿胀或出血，最后使用安尔碘对针眼消毒。

【适应证】肾精不足型耳鸣耳聋。

【注意事项】嘱患者 3 天内避免沾水；若患者 1 天后出现局部肿胀，无须处理，3~5 天后可自行消退。

【出处】《四川中医》2016，34（4）：191-193.

（八）改良鸣天鼓法

处方 026

【操作】①患者取坐位，以中指叩击耳周耳门、和髎、翳风等穴位，每穴叩 24 下，力度为听到叩击声而能耐受。②以食指揉按耳门、和髎、翳风等穴位，每穴按顺时针和逆时针各按 12 圈。③以两手掌心紧贴耳郭，两手食、中、无名、小指对称地横按在枕部，两中指相接触，再将两食指翘起叠放在中指上，然后把食指从中指上用力滑下，叩击在脑后枕部。以听到洪亮清晰之声，响如击鼓为度。先左手 24 次，再右手 24 次，最后双手同时叩击 48 次。④疗程：每天进行 2 次，早晚进行，10 天为 1 疗程，一般进行 2 个疗程。

【适应证】肾精不足型、气血亏虚型耳鸣耳聋。

【注意事项】注意手卫生，操作力度适中。

【出处】《新中医》2011，43（6）：120-121.

（九）推拿法

处方 027

推拿正骨手法。

【操作】①放松手法：患者仰睡，术者立床头，双手在其颈后外侧作四指揉法 5 分钟；②正骨手法：术者左手托其枕部，右手托下颌部，将患者头仰位、向右仰旋重复活动 2~3 下，嘱患者放松颈肌，当右转达最大限度时，术者右手加有限度的右转“闪动力”，如法向左方重做一次，复位时，多有

"咯得"响声，但无不适感，约3分钟；③强壮手法：提拿双肩部斜方肌、冈上肌，约3分钟；④痛区手法：按摩额头，开天门，分五条线指揉头部，点穴：风池、风府、肩井、听宫、听会、耳门，约7分钟。以上手法每天1次，每次18分钟，3次为1疗程。

【适应证】肾精不足型耳鸣耳聋。

【注意事项】注意手卫生，操作力度适中。

【出处】《中医药学报》2010，38（6）：87-88.

处方028

耳门、翳风、医聋、听宫、听会。

【操作】常用穴位有耳门、翳风、医聋（翳风穴上0.5寸凹陷处，属新穴）、听宫、听会，每穴点、按、揉、摩（泻法）交替使用3分钟。中渚、天容、上关每穴交替点、按、揉、摩（平补平泻）使用3分钟。肾俞、足三里、下关穴每穴（补法）点、按、揉、摩交替使用4分钟。以上方法每日早、中、晚各1次，半个月为1个疗程。一般轻症1~3个疗程即愈。重者4~7个疗程明显好转。

【适应证】肾精不足型耳鸣耳聋。

【出处】《中国误诊学杂志》2007，9（5）：2124.

（十）激光疗法

处方029

耳门、听会、听宫、双侧外关。光电治疗仪。

【操作】在常规治疗的基础上加用激光穴位神经刺激方法治疗，利用半导体激光辐射探头经皮电极分别置于患者耳门、听会、听宫、双侧外关。选用半导体激光波长630~780纳米，激光输出功率≤5兆瓦，每次30分钟，刺激强度以患者可耐受为宜，每天1次，10次为1疗程，治疗3个疗程。

【适应证】气滞血瘀型耳鸣耳聋。

【出处】《中国医药指南》2014，12（20）：123-124.

综合评按：耳鸣、耳聋病因复杂，目前很多疾病、药物都能导致本病的发生。西医治疗虽然有鼓室神经丛切断术、听神经瘤切除术、颈内静脉结扎术等手术方法，但手术风险极大、医疗费用高，加之耳鸣耳聋的发病机制比较复杂，且有中枢化倾向，故其治疗也仍以保守疗法为主。中医的《黄帝内经》曰“耳鸣为阳气万物盛上而跃”，可见对此病早有认识，根据中医辨证施治原则：耳鸣、耳聋又有虚实之分，实者多因外邪或脏腑实火上扰耳窍，抑或瘀血、痰饮蒙蔽清窍；虚者多为脏腑虚损、清窍失养所致。中药外用治疗耳鸣、耳聋，在辨证施治原则指导下，可缩短奏效时间，提高临床疗效。尤其是选用耳部用药，如塞耳、吹粉、滴耳、药捻、耳穴压豆等法，能直达病所，简便易行，疗效显著。针灸、药灸、药枕、贴敷、穴位注射、推拿等诸法，充分彰显中医药廉、便、效、验特点，独施其长。可根据临床实际进行选用，也可多种治疗方法组合应用，如：针灸配合穴位注射、电针、耳穴压豆及光电综合治疗等法，再配合内服药物，内外结合疗效更加明显。此外，耳鸣耳聋是多种疾病的常见症状之一，积极防治引起耳鸣耳聋的各种疾病，是防治耳鸣耳聋的关键。避免使用耳毒性药物，如氨基甙类抗生素等，若因病情需要必须使用，应严密监测听力变化。避免噪声刺激。怡情养性，保持心情舒畅。注意饮食有节，起居有常。晚上睡前用热水洗脚，有引火归原作用，有助于减轻耳鸣症状。对耳鸣耳聋患者，首先明确诊断，作听力检查，还要对久鸣、久聋患者，治疗除药物外，要求患者或家属配合治疗，同时嘱患者注意饮食，起居调摄，加强体育锻炼，长期练习气功、太极拳等，或戒除烟、酒。这些亦是提高疗效不可忽视的环节，也能使中医外治法的作用发挥更好。

第二节　分泌性中耳炎

分泌性中耳炎，是指以耳内胀闷堵塞感及听力下降为主要特征的中耳疾病。属于中医“耳胀耳闭”范畴。耳胀多为病之初起，以耳内胀闷为主，或兼有疼痛，多因风邪侵袭而致，所以古人又有“风聋”之称；耳闭多为病之久者，耳内如物阻隔，清窍闭塞，听力明显下降，多为耳胀反复发作，邪毒滞留耳窍，迁延日久转化而致，故古代医籍中又有“气闭耳聋”之称。

1. 临床诊断

（1）病史：耳胀者，多有感冒病史。

（2）临床症状：以耳内胀闷堵塞感、耳鸣、听力下降、自听增强为主要症状。病变有新久不同，耳胀者，患耳胀闷堵塞感，或有微痛不适，耳鸣时如机器声、风声，在打哈欠、喷嚏或擤鼻时稍觉好转。耳闭者，耳聋逐渐加重，耳鸣声低，耳内闭塞感。

（3）辅助检查：早期可见鼓膜轻度充血、内陷，若中耳有积液，则可在鼓膜上见到液平面，或见鼓膜外凸。若反复发作，可见鼓膜增厚凹陷，或见灰白色斑块，或萎缩、瘢痕粘连。听力检查呈传导性耳聋，反复发作者可呈混合性耳聋。鼓室导抗图呈B型或C型。

2. 中医分型

（1）风热上扰型：耳内作胀、不适或微痛，耳鸣如闻风声，自听增强，听力减退，患者常以手指轻按耳门，以求减轻耳部之不适，可伴有鼻塞、流涕、头痛、发热恶寒等症，舌质淡红，苔白，脉浮。检查见耳鼓膜微红、内陷或有液平面，鼓膜穿刺可抽出清稀积液，鼻黏膜红肿。

（2）湿阻清窍型：耳内胀闷堵塞感，耳内微痛，耳鸣如机器声，自听增强，重听，患者烦躁易怒，口苦口干，胸胁苦闷，舌红苔黄腻，脉弦数。检查见鼓膜内陷，周边轻度充血，或见液平面，鼓膜穿刺可抽出黄色较黏稠的积液。

（3）气血瘀阻型：耳内胀闷阻塞感，日久不愈，甚则如物阻隔，听力明显减退，逐渐加重，耳鸣如蝉，或嘈杂声，舌质淡暗，或边有瘀点，脉细涩。检查见鼓膜内陷明显，甚则粘连，或鼓膜增厚，有灰白色沉积斑；听力检查呈传导性聋或混合性聋，鼓室导抗图呈平坦型。

一、药物外治法

（一）熏鼻法

处方 030

苍耳子 9g，辛夷 9g，白芷 9g，薄荷 6g（以上 4 味药均为中药颗粒）及鲜葱 3g。

【用法】①将 pH 试纸测得值为 7.0 的蒸馏水 300ml 加热煮沸，加入上药后，倒入容器中；②患者擤出或回吸咯出鼻腔及咽部分泌物，将口鼻俯于容器上 20~30cm，一边搅拌熏鼻液，一边吸入蒸汽，5 分钟后再次擤出或回吸、咯出鼻腔内液体，仍然将口鼻俯于容器上 20~30cm，张口闭口 10 余次，之后半张口，缓慢按压耳屏并将耳屏堵住外耳道口，再突然放开使耳屏复位，反复 10 余次。每天操作 2 次，以 1 周为一个疗程，连续操作 4 周。

【适应证】风热上扰型分泌性中耳炎。

【出处】《江西中医药大学学报》2018，30（3）：44–47.

（二）耳内吹粉法

处方 031

五倍子 30g（烧存性），枯矾 6g。

【用法】以上均为细末，用时以喷药器或纸、竹管将药粉吹入耳内。一般每天 1~2 次。

【适应证】湿阻清窍型分泌性中耳炎。

【出处】贾一江等主编．当代中药外治临床大全［M］．北京：中国中医药出版社，1991.04.

（三）洗耳法

处方 032

郁金末 3g。

【用法】郁金末以水调成稀混悬液，注入耳内适量，急倾出，再注入，反复多次。

【适应证】风热上扰型分泌性中耳炎。

【注意事项】本法孕妇及新生儿禁用。耳道有分泌物者慎用。

【出处】《圣济总录》。

（四）塞耳法

处方 033

楝实 10g。

【用法】楝实捣烂如泥，纱布裹适量，塞耳内。每天 1 次。

【适应证】风热上扰型分泌性中耳炎。

【注意事项】本法孕妇及新生儿禁用。临证时还必须视病情轻重，而酌情配合其他疗法，以求速效。有分泌物者慎用。

【出处】《太平圣惠方》。

处方 034

木香末、葱黄、鹅脂各等份。

【用法】葱黄沾鹅脂，蘸药末塞入耳中。每天 1 次。

【适应证】风热上扰型分泌性中耳炎。

【注意事项】本法孕妇及新生儿禁用。临证时还必须视病情轻重，而酌情配合其他疗法，以求速效。有分泌物者慎用。

【出处】《圣济总录》。

（五）滴耳法

处方 035

胡桃仁 20g。

【用法】胡桃仁捣烂，纱布包好，挤出油，或加冰片少许，以滴管滴入 2~3 滴，每天 2~3 次。

【适应证】分泌性中耳炎。

【注意事项】本法孕妇及新生儿禁用。临证时还必须视病情轻重，而酌情配合其他疗法，以求速效。有分泌物者慎用。

【出处】贾一江等主编 . 当代中药外治临床大全［M］. 北京：中国中医药出版社，1991.04.

处方 036

大黄 10g，香油 50ml。

【用法】研细末，浸入香油内，俟香油变色，将油滴入耳内。

【适应证】风热上扰型分泌性中耳炎。

【出处】中医研究院革命委员会编．常见病验方研究参考资料［M］．北京：人民卫生出版社，1970.05.

处方 037

野菊花叶 10g，冰片 0.1g。

【用法】野菊花叶捣烂取汁，加冰片少许研末，调匀。药液滴耳，每次 3~8 滴，每天 1~3 次，5~7 天为疗程。

【适应证】风热上扰型分泌性中耳炎。

【出处】贾一江等主编．当代中药外治临床大全［M］．北京：中国中医药出版社，1991.04.

处方 038

黄连 8g，冰片 0.1g，硼酸 1g。

【用法】黄连捣碎，加水 100ml，煎沸 5 分钟，然后混入药，混匀后过滤 2 次，消毒。药液滴耳，每次 3~8 滴，每天 1~3 次，5~7 天为疗程。

【适应证】风热上扰型分泌性中耳炎。

【出处】贾一江等主编．当代中药外治临床大全［M］．北京：中国中医药出版社，1991.04.

处方 039

木鳖子仁 30g，赤小豆、大黄各 15g。

【用法】上药为细末，以少许生油调匀，以棉棒蘸之涂耳内。

【适应证】湿阻清窍型分泌性中耳炎。

【注意事项】本法孕妇及新生儿禁用。临证时还必须视病情轻重，而酌情配合其他疗法，以求速效。有分泌物者慎用。

【出处】《太平圣惠方》。

（六）热熨法

处方 040

青盐 2000g。

【用法】盐装布袋内，蒸热，以耳枕之，冷则另换，每天熨 2~3 次，1 次熨 20~30 分钟。

【适应证】风热上扰型分泌性中耳炎。

【出处】《肘后备急方》。

（七）穴位注射法

处方 041

丹参注射液或当归注射液。

【用法】选耳门、听宫、听会、翳风穴，每次选用 2 穴，每穴每次注入药液 0.5~1ml，可隔天 1 次，5~7 次为 1 疗程。

【适应证】气血瘀阻型分泌性中耳炎。

【出处】王士贞等主编．中医耳鼻咽喉科学［M］．北京：中国中医药出版社，2003.01.

（八）滴鼻法

处方 042

鹅不食草、辛夷各等份。

【用法】上药煎水制成滴液，每次滴入 5~8 滴于双侧鼻腔。

【适应证】风热上扰型分泌性中耳炎。

【出处】王士贞等主编．中医耳鼻咽喉科学［M］．北京：中国中医药出版社，2003.01.

（九）鼓室注射法

处方 043

丹参注射液。

【用法】在口服药物的基础上，对患耳实施消毒处理及鼓膜表面麻醉处理，鼓膜穿刺生理盐水冲洗后，往鼓室内注入 1ml 丹参注射液治疗。

【适应证】气血瘀阻型分泌性中耳炎。

【注意事项】本法孕妇及新生儿禁用。外耳道有分泌物者清洁干净后再用。

【出处】《中国医药指南》2016，14（32）：214–215.

处方 044

银黄注射液。

【用法】首先用 75% 乙醇消毒外耳道及鼓膜，然后用 5 号长针头接 1ml 针筒于鼓膜前下或后下象限穿刺抽出积液，渗出物黏稠者用吸引器吸引，清除积液后经鼓膜穿孔处缓慢注入药物。

【适应证】风热上扰型分泌性中耳炎。

【注意事项】本法孕妇及新生儿禁用。外耳道有分泌物者清洁干净后再用，必要时行鼓膜麻醉后，患者更易配合。

【出处】《光明中医》2007，22（8）：54–55.

二、非药物外治法

（一）隔姜灸法

处方 045

金银花、连翘、淡竹叶、荆芥、淡豆豉、薄荷、桔梗、芦根、石菖蒲、柴胡、黄芩、乳香、没药。

【用法】上药研粉备用，将 100g 生姜洗净，切成块状，并用打姜机打碎成姜泥。将艾绒搓成紧实的梭状体，长约 6cm，直径约 2cm 的艾炷。患者取侧卧位，充分暴露耳部，在耳门、听宫、听会连线上用 75% 乙醇棉球常规消毒，用蘸有姜汁的棉球在其连线上涂姜汁，以皮肤微红为度，将药粉均匀平铺于此连线上，将备好的姜泥均匀铺于其上，垒成上窄下宽的梯状体，宽约 3cm，高度为 2cm，然后在姜泥上按照连线走向按出一条凹槽，将梭状艾炷置于凹槽中，点燃艾炷，连续施灸 5 壮，约 1 小时，施灸完毕后，取下姜泥，用干棉球将药粉及姜泥残渣擦拭干净。若患者是两耳均受侵，则先行一侧治疗，结束后再为另一侧治疗。每 2 天治疗 1 次，共治疗 4 次。

【适应证】风热上扰型分泌性中耳炎。

【注意事项】在治疗期间饮食忌辛辣油腻生冷食物，注意调整情绪，保持心情舒畅。

【出处】《中国针灸》2017，37（12）：1353-1354.

（二）苇管灸法

处方 046

艾条、硬纸制成简易锥形“苇管”。

【用法】针灸治疗，听宫、翳风、听会、合谷、太冲、中渚。采用泻法，留针 30 分钟，每天 1 次。同时采用“苇管灸”，用硬纸制成简易锥形“苇管”，管口较小端直径约为 0.5cm，将该端插入耳道内，再将艾条置于“苇管”另一端行悬起灸，温度以耳部能耐受为度，令温热之力及艾烟徐徐进入耳内，每次灸 15 分钟。连续治疗 10 次。

【适应证】气血瘀阻型分泌性中耳炎。

【注意事项】本法孕妇及新生儿禁用。外耳道有分泌物者清洁干净后再用。

【出处】《湖南中医杂志》2016，32（12）：113-114.

（三）耳穴压豆法

处方 047

内耳、外耳、神门、肝、皮质下、内分泌、肾上腺、三焦、肺、大肠等耳穴。

【用法】在中药口服的基础上，取内耳、外耳、神门、肝、皮质下、内分泌、肾上腺、三焦、肺、大肠等耳穴，每次选 5~7 穴，用王不留行籽压贴，以贴压处略感胀而沉重稍刺痛为度，并嘱患者用手点压法，一压一松间断按压，以维持刺激，3~5 天换 1 次。以上治疗以 7 天为 1 疗程，治疗 3 个疗程。

【适应证】风热上扰型分泌性中耳炎。

【注意事项】本法孕妇及新生儿禁用。

【出处】《四川中医》2016，34（9）：169–171.

（四）针灸法

处方 048

听会、百会、听宫、太冲、丘墟、内关。

【操作】在中药口服的基础上，取穴听会及百会、听宫、太冲、丘墟及内关，采取 1.5~2 寸 30 号针，常规消毒穴位皮肤，直刺 1 寸许，得气以后留针 30 分钟，阳气虚患者加灸法，起针以后适当推拿，每天 1 次，连续针灸 15 次。

【适应证】风热上扰型分泌性中耳炎。

【出处】《四川中医》2019，37（10）：187–189.

处方 049

蝶腭神经节。

【操作】在药物口服治疗基础上采用针刺蝶腭神经节治疗。患者取平卧位，选用长 55mm 银针，进针前予以碘伏进行皮肤局部消毒。进针点可选在颧骨弓的下沿，通常在皮面取穴时，首先应找到颧颞结节，然后以左手食指在此结节的稍后方向上轻轻按压，就可触摸到颧骨弓一弯向前上方的最高点，这个凹陷处称为弓形切迹，轻轻将该处皮肤向下按压 1~2mm，使其离开颧骨弓下沿，露出进针的缝隙，然后用右手拇指、食指持针，把针尖对准放在左手指甲尖中央的前上方，把针尖先刺进皮肤，再调整针身方向，瞄准前上方蝶腭神经节所在的位置，徐徐送入。患者立感面部麻胀或出现放电感。双侧交替进行，留针 15 分钟。每星期治疗 2 次，共治疗 2 个疗程。

【适应证】分泌性中耳炎。

【注意事项】本操作应保证做到绝对消毒，防止感染发生。

【出处】《上海针灸杂志》2014，33（1）：47–49.

处方 050

耳门、听宫、听会、翳风、中渚。

【操作】风邪犯耳者加外关，痰湿积聚者加丰隆，气滞血瘀者加行间、太冲，脾气虚弱者加足三里、三阴交，肝肾阴虚者加肝俞、肾俞。每天1次，15次为1疗程，治疗2个疗程。

【适应证】各型分泌性中耳炎。

【出处】《中国针灸》2011，31（5）：394.

（五）鼓气法

处方051

咽鼓管简易吹张。

【操作】先用1%麻黄素滴鼻，数分钟后排净鼻腔分泌物。患者取坐位，两手指捏紧两侧鼻翼，上下唇闭紧，然后自行用力呼气，增加鼻咽部压力，此时患者可感觉鼓膜突然向外膨出，听力顿觉增进。本法可检查咽鼓管的通畅程度，并兼做治疗之用。

【适应证】分泌性中耳炎之重听、耳鸣及轻度耳膜内陷者。

【注意事项】急性上呼吸道感染、鼻腔分泌物多时禁用此法。

【出处】王士贞等主编．中医耳鼻咽喉科学［M］．北京：中国中医药出版社，2003.01.

处方052

简易鼻气球。

【操作】简易鼻气球，用拇指大小的气球套在鼻用橄榄头一端制成。嘱患者一只手持橄榄头放在前鼻孔处，另一只手捏紧双侧鼻翼，固定橄榄头前端在前鼻孔，不留缝隙，嘱患儿紧闭嘴唇，用力吹气球，上下唇闭紧缓缓用力呼气，逐步把气球吹大，时间10~20秒，气球膨大至成人拳头大小即可。鼓完一口气后，嘱患者连续做吞咽动作5~10次，接着再深吸一口气，然后继续再鼓气，询问患儿有无耳膜有鼓炸声或听力改善等。一般每天吹3次，每次吹3遍。

【适应证】小儿分泌性中耳炎。

【注意事项】如有鼻窦炎、变应性鼻炎和扁桃体炎等上呼吸道感染，先予对症治疗，急慢性炎症得到控制后，再进行中耳吹张治疗。

【出处】《中国临床新医学》2016，9（6）：478–480.

处方 053

波氏球。

【操作】药物治疗的同时配合波氏球咽鼓管吹张。吹张前嘱患者含一口水，治疗者将波氏球的橄榄头塞入患者一侧前鼻孔内，嘱患者做吞咽水的同时，迅速捏波氏球，使空气经咽鼓管进入中耳腔内。隔 2 天进行 1 次，7 天为 1 个疗程。

【适应证】分泌性中耳炎。

【注意事项】吹张前首先清除患者鼻腔内分泌物，保持鼻道清洁通畅。如有鼻窦炎、变应性鼻炎和扁桃体炎等上呼吸道感染，先予对症治疗，急慢性炎症得到控制后，再进行吹张治疗。

【出处】《吉林医学》2010，31（27）：4700.

综合评按：耳胀多为病之初起，多由风邪侵袭，经气痞塞而致；耳闭多为耳胀反复发作，迁延日久，由邪毒滞留而致，与脏腑失调有关，因此多为虚实夹杂之证。耳为九窍之一，耳病的外治方法很有特点。洗耳、滴耳，使用药液；吹耳、塞耳，使用药粉；涂药则以油膏均直达患处。临床上应视其耳窍内有无分泌液及耳窍内的通畅情况，决定使用液体冲洗、粉剂收湿，并以油膏护之。苇管灸、热熨等治疗，可热通经络。鼓气法，可内通闭阻。至于滴鼻、熏鼻之法，以耳窍内与鼻咽相通，故亦常为辅助给药途径。针灸、耳穴压豆法通过刺激经络而起效，咽鼓管吹张自古就有，在《内经》中已有提及，《灵枢·刺节真邪》有咽鼓管吹张法的最原始记载，《景岳全书》中详细描述了几种耳闭的病因病机及治疗，并记载了鼓膜按摩法，一直沿用至今并衍变发展出波氏球及简易鼻气球等。诸法在药物内治的基础上，又可联合应用，收效更佳。耳胀若能及时合理治疗，可不影响听力，预后良好。病程迁延，亦可转成耳闭或脓耳。如中耳有积液，反复发作者，可致鼓膜与鼓室内壁粘连，听力明显下降。因此还须注意以下几点。①加强体育锻炼，增强体质，积极防治感冒及鼻腔、鼻咽慢性疾病，是预防的关键。②患伤风鼻塞、鼻室、鼻渊等鼻病鼻涕多时，应使用滴鼻药，以保持鼻腔及咽鼓管通畅。③应及早彻底治疗耳胀以免引起耳闭。④擤鼻应用正确方法，不宜用力过度，以免邪毒窜入耳窍。⑤进行宣传教育，提高家长及教师对本病的认识以加强对儿童听力的观察。有条件的地区，对10岁以下儿童定期行声导抗检测。

第三节　化脓性中耳炎

化脓性中耳炎，是指中耳发生的化脓性炎症，有急性、慢性之分，是指以鼓膜穿孔、耳内流脓、听力下降为主要特征的耳病。本病是耳科常见病、多发病之一，可发生于任何季节。中医属于“脓耳”范畴，脓耳病名首见于“热气乘虚，随脉入耳，聚热不散，脓汁出焉，谓之脓耳”。

1. 临床诊断

（1）病史：多有上呼吸道感染史或中耳外伤性诱因，或有急性中耳炎病史。

（2）临床症状：①耳闷、阻塞感、耳痛呈搏动性跳痛，或耳内流脓，或反复发生流脓。②伴耳鸣，听力减退，急性者有发热、头痛等全身症状。

（3）辅助检查：①鼓膜检查：发病初期，可见鼓膜充血；鼓膜穿孔前，局部可见小黄亮点；鼓膜穿孔后则有脓液溢出；病程迁延日久者，常见鼓膜紧张部或松弛部大小不等的穿孔。②乳突部触诊：可有轻度触压痛。③听力检查：以传导性聋为主，亦可见混合性聋。④血常规检查：早期鼓膜穿孔前，白细胞总数偏高，鼓膜穿孔后或慢性者，血常规可正常。⑤影像学检查：颞骨X线或CT检查有助于鉴别脓耳的类型。

2. 中医分型

（1）风热外侵型：发病较急，耳痛并呈进行性加重，听力下降，或有耳内流脓、耳鸣。全身可见周身不适，发热，恶风寒或鼻塞流涕，舌质偏红，苔薄白或薄黄，脉弦数。

（2）肝胆火盛型：耳痛甚剧，痛引腮脑，耳鸣耳聋，耳脓多而黄稠或带红色。全身可见发热，口苦咽干，小便黄赤，大便干结，舌质红，苔黄，脉弦数有力。

（3）脾虚湿困型：耳内流脓缠绵日久，脓液清稀，量较多，无臭味，多呈间歇性发作，听力下降或有耳鸣。全身可有头晕、头重或周身乏力，面色少华，纳差，大便溏薄，舌质淡，苔白腻，脉缓弱。

（4）肾元亏损型：耳内流脓不畅，量不多，耳脓秽浊或呈豆腐渣样，有恶臭气味，日久不愈，反复发作，听力明显减退。全身可见头晕，神疲，腰膝酸软，舌淡红，苔薄白或少苔，脉细弱。

一、药物外治法

（一）耳内吹粉法

处方 054

煅牡蛎 50g，煅龙骨 50g，明矾 60g，冰片 5g，蒲公英 30g。

【用法】用 16cm × 12cm 的瓦片或薄瓷砖片放在煤炉上，待瓦片烧热后分别将龙骨、牡蛎、明矾放在上面煅，时间约 30 分钟，龙骨、牡蛎以煅松脆为宜，明矾以煅失去结晶水成炭为度，然后将蒲公英剪成小段放在瓦片上用微火炒焦黄为宜。再将以上药物用乳钵碾末加上冰片反复碾细，过 120 目筛，粗者再碾再过筛，如此反复，直到全部研成细粉，用消毒瓶装好备用。先用消毒棉签将耳道内脓液清除，继滴 3%过氧化氢数滴于耳内，过氧化氢与脓液发生反应产生气泡，将脓液及耵聍送至外耳道口，然后用棉签将外耳道擦拭干净且擦干，再将上药制成的细粉用细管吹入耳道内，要求薄而均匀，每天 2 次，5~7 天为 1 个疗程，一般 1~2 个疗程可愈合。

【适应证】脾虚湿困型慢性中耳炎。

【注意事项】每次使用该药时，一定要用过氧化氢清洁外耳道，将脓液和耵聍洗净擦干，否则影响疗效。如有全身症状者，口服或静脉滴注抗生素配合治疗。

【出处】《中国民间疗法》2015，23（3）：30-31.

处方 055

耳灵散：青黛 4.5g，生石膏 90g，硼砂 21g，龙脑 1.2g。

【用法】上药碾细末备用。患耳朝上用手轻提外耳郭，用 3%过氧化氢冲洗。如脓多者可用10ml注射器接软管插入耳道缓慢冲洗，将耳道冲洗干净，吸干，再用消毒棉棒擦干净。用消毒棉棒（消毒棉棒头上拉出少量棉絮）在菜油内浸湿后，蘸上耳灵散，旋转插入耳道1~1.5cm，反复2~3次。每天2次，7天为1个疗程。

【适应证】肝胆火盛型急性中耳炎。

【注意事项】每次使用该药时，一定要用过氧化氢清洁外耳道，将脓液和耵聍洗净擦干，否则影响疗效。如有全身症状者，要口服或静滴抗生素配合治疗。

【出处】《浙江中医杂志》2014，49（4）：248.

处方 056

脓耳散：寒水石120g，冰片35g，鱼脑石50g，滑石25g，甘草25g。

【用法】以上5味药共研细末备用。先用3%过氧化氢清洗患耳，用棉签擦干后再用喷粉器将药吹入耳内，每天早晚各1次。

【适应证】脾虚湿困型、肾元亏损型慢性中耳炎。

【注意事项】治疗期间忌饮酒，忌食辛辣、羊肉、狗肉等。

【出处】《辽宁中医药大学学报》2007，9（2）：109.

处方 057

冰片2g，枯矾10g，鲜猪胆1枚。

【用法】在抗炎药物治疗的基础上，先用3%过氧化氢清洗耳道或用75%乙醇棉洗净耳内积脓，后取冰矾散（先将冰片、枯矾混合研磨成细粉，装入猪胆扎口，置40℃烘箱干燥后，再研磨成细粉，装瓶备用）0.05~0.1g放在纸筒上，轻轻吹入患耳内，每天1~2次，7天为1个疗程。

【适应证】肝胆火盛型急性中耳炎。

【注意事项】治疗期间忌饮酒，忌食辛辣刺激食物以及羊肉、狗肉等。

【出处】《中国药业》2006，15（8）：55-56.

（二）滴耳法

处方 058

甘油 500g，黄连、生大黄各 100g，冰片 15g，枯矾 10g，95% 乙醇 10ml、蒸馏水适量。

【用法】将黄连与生大黄加水煎煮，过滤取浓缩液 400ml，将枯矾溶解在浓缩液中、冰片溶解在乙醇中，并将浓缩液与乙醇混合，加入甘油及蒸馏水至 1000ml，分装，每支 5ml，滴耳前用 3% 过氧化氢清洗外耳道，并将耳脓液擦拭干净，每次 3~6 滴，每天 2 次，每次滴完后用手轻轻按压耳屏。

【适应证】风热外侵型急性中耳炎。

【出处】《中国中医急症》2013，22（4）：655–656.

处方 059

复方银黄滴耳液：黄柏、苦参、金银花。

【用法】患者取坐位或卧位，病耳朝上。将耳郭向后上方轻轻牵拉，向外耳道内滴注药液 3~5 滴，然后以手指轻轻按捺耳屏数次，促使药液经鼓膜穿孔处流入中耳，5~10 分钟后方可变换体位。每天 2 次，7 天为 1 个疗程，连用 2 个疗程。

【适应证】肝胆火盛型急性中耳炎。

【出处】《湖北中医杂志》2012，34（9）：10–11.

处方 060

三黄滴耳液：黄连 60g，黄柏 60g，大黄 60g，苦参 60g。

【用法】将上药洗净，加水 2000ml 浸泡 48 小时，文火煎煮 30 分钟，待冷后再用文火煎 30 分钟，冷却后去滓过滤，分别装入无菌小瓶中备用。先用 3% 过氧化氢清洗外耳道或鼓室分泌物，嘱咐患者取患耳向上位滴入三黄滴耳液 6 滴（小儿减半），耳浴 10 分钟，每天 3 次，7 天 1 疗程，急性患者同时应用有效抗生素。

【适应证】肝胆火盛型急性中耳炎。

【出处】《内蒙古中医药》2011，（5）：13–14.

处方 061

活地龙 30 条，白糖 20g。

【用法】将 30 条地龙用冷开水洗净泥土后装瓶，然后向瓶内加白糖 20g，盖上瓶口待化成橙黄色透明黏液后，再用单层纱布过滤即可。先以 3% 过氧化氢清洁外耳道及内耳，再用干棉球拭干，然后将地龙水吸入干净的眼药瓶内滴用，每次 2~3 滴，每天 3~4 次。滴入后，在外耳道口塞一无菌干棉球，连用 1 个月后复诊。

【适应证】肝胆火盛型慢性中耳炎。

【出处】《河南中医》2006，26（11）：70.

处方 062

麝香 1g，黄连 10g，甘油 40ml，蒸馏水适量。

【用法】取麝香 1g，经回流制成 1% 的麝香提取液，再取黄连 10g。煎煮后加入乙醇制成 20% 黄连提取液，二种提取液各 10ml，甘油 40ml；加入蒸馏水至 100ml，搅匀、灭菌、分装。治疗时，患耳取在上体位，先以 3% 过氧化氢清洗患耳，拭干。然后将药液 3~5 滴沿外耳道后上壁缓缓滴入，每天 3 次，4 天为 1 个疗程。

【适应证】肝胆火盛型急性中耳炎。

【出处】《四川中医》2000，18（2）：54.

二、非药物外治法

（一）艾灸法

处方 063

翳风穴。

【用法】在患者耳垂后方，下颌角与乳突之间凹陷中取翳风穴。施灸前，应先用消毒棉签蘸过氧化氢液将外耳道拭净，然后点燃艾条，在距翳风穴（患侧）皮肤约 3cm 距离处，以雀啄法熏灸，一直灸至穴周围皮肤潮红，按之有烙热感即止，时间一般为 1 分钟，每天 1 次，5 次为 1 个疗程。

【适应证】风热外侵型中耳炎。

【注意事项】每天用过氧化氢液清洁外耳道 2 次。

【出处】《中国误诊学杂志》2008，8（11）：2737.

（二）耳穴压豆法

处方 064

取外耳、内分泌、肾为主穴；肾上腺、肝、脾、枕、胰、胆、三焦为配穴。

【用法】在紫外线治疗的基础上，取外耳、内分泌、肾为主穴；肾上腺、肝、脾、枕、胰、胆、三焦为配穴。主穴全取，再选加 1~3 个配穴。用 75% 乙醇棉签擦拭耳郭待干后，用压痛棒寻找所选穴区压痛点按压片刻做标记，将粘有王不留行籽的 0.6cm × 0.6cm 的胶布对准压痕贴敷好。每次单耳贴压，隔天换贴压另一侧耳穴。嘱患者每穴每次按压 1~2 分钟，每天按压 3~5 次。每天 1 次，7 天为 1 个疗程，治疗 1 个疗程。

【适应证】急性中耳炎。

【出处】《医学研究与教育》2018，35（5）：32-35.

（三）放血法

处方 065

肩颈部、耳部、颞部，足少阳胆经、足厥阴肝经等，听宫穴、翳风穴、阳陵泉穴、肩井穴。

【操作】在中药口服基础上，选择三棱针、注射器针头或静脉输液针在上述有效部位、经络及穴位附近选择显露的皮静脉或浮络进行放血。放血前在放血部位用 75% 乙醇棉球或安尔碘进行消毒，并检查针具是否锋利、光滑；严格掌握进针的方向及深度，出血过程一般先出黑血或深红色血，然后血色逐渐由黑变红，最后自行停止出血，较细的皮静脉可待其自然止血，较粗的静脉放血则需要根据病情严格控制出血量。血流停止后，用生理盐水棉球擦拭针刺局部皮肤以清除血污，然后用 75% 乙醇或碘伏棉球消毒以防感染，若针孔较大，可粘贴止血胶布或创可贴以促进施术部位愈合。

【适应证】瘀血型急性中耳炎。

【注意事项】①患有严重贫血、脑供血不足以及合并心、肝、肾等重要器官严重疾病者不适合。②发生晕针（脸色苍白、大汗淋漓、心慌、头晕、脉速等），应立即出针止血，嘱患者平卧，轻者休息片刻或服用热糖水后可自行恢复，重者立即给予吸氧，指压水沟，艾灸百会。

【出处】《中国中医急症》2014，23（8）：1487–1488.

（四）火针法

处方 066

主穴：血海、内关、外关、阳关。配穴：翳风、听宫、中府、大包、天枢、水道、章门、太溪、肩井、大肠俞、肾俞（右）、痞根。

【操作】以上穴位除肾俞穴外，均双侧取穴。在中药内治的基础上，用1.5寸0.3mm针灸针，置于酒精灯外焰烧至针体通红，迅速刺入以上穴位并立即拔出，每天1次，午间施针。

【适应证】肾元亏损型慢性中耳炎。

【出处】《河南中医》2013，33（3）：448.

综合评按：中耳炎以局部治疗为主，坚持用药，多能获效。本病发病外因多为风热湿邪侵袭，内因多属肝、胆、脾、肾脏腑功能失调。一般来说，急性期以解毒消炎为主，慢性期以消肿排脓为主。未穿孔时，疼痛明显，应在消炎同时止痛，滴耳法多为清热解毒药液为主，有利于消肿止痛，清理耳腔炎性分泌物。中医认为“通则不痛，不通则痛”邪气搏结，气血不通引起疼痛，故放血、耳穴压豆、艾灸治疗均可活血通络，使气血通畅而止痛。已穿孔后疼痛消失，转为慢性期，应加强引流排脓，防治炎性肉芽增生。耳内吹粉、火针法可健脾燥湿，活血通窍，配合药物内治，效果甚佳。穿孔小者多可自愈，穿孔大者应西医手术修补。中耳炎若能及时合理治疗，预后良好。病情严重可并发脓耳变证或迁延难愈。因此还须注意以下几点。①增强体质，积极防治上呼吸道疾病，是预防本病发生的关键，尤其是小儿患麻疹、疫喉痧等传染病后，抵抗力下降，更容易罹患本病，应尽早诊治。②要注意擤鼻涕方法，防止擤鼻用力过度，使邪毒窜入耳窍诱发脓耳。③婴幼儿哺乳时，要注意保持正确体位，防止哺乳姿势和方法不当，乳汁误入咽鼓管诱发脓耳。④戒除不良挖耳习惯，防止刺伤鼓膜导致脓耳。⑤防止污水进入耳道。⑥保持脓液的引流通畅，如注意滴耳药、吹耳药的合理使用。⑦密切观察病情变化，尤其小儿和老人，若见剧烈的耳痛、头痛、发热和神志异常，提示有变证的可能，要及时处理。⑧注意饮食，少食引发邪毒的食物。

第四节　先天性耳前瘘管

先天性耳前瘘管是指发生于耳前的瘘管，为第一、二腮弓的耳郭原基在发育过程中融合不全的遗迹，是一种常见的先天性外耳疾病。中医属于“耳瘘”范畴。

1. 临床诊断

（1）临床症状：未染毒的耳前瘘管，一般无自觉症状。若染毒，则局部红肿疼痛，且常反复发作。瘘管可为单侧，也可为双侧。

（2）辅助检查：耳前瘘开口多位于耳轮脚的前缘，少数亦可位于耳郭或耳垂等部位。未染毒者，瘘口周围皮肤如常，挤压瘘口可有少许灰白色分泌物溢出，用探针可探知瘘管深度，部分瘘管有分支。若染毒，则可见瘘口周围红肿，时有脓液自瘘口溢出。

2. 中医分型

（1）禀赋缺损，复感邪毒型：瘘口周围皮肤红肿疼痛，且沿瘘管走向扩散，瘘口可有脓液溢出，或伴有发热、头痛，舌质红，苔黄，脉数。

（2）气血耗伤，邪毒滞留型：瘘口或其周围溢脓，经久不愈，脓液清稀，多有耳内流脓，鼓膜穿孔。全身可伴有疲倦乏力、纳呆、头晕等症，舌质淡红，苔白或黄，脉细数。

一、药物外治法

（一）贴敷法

处方 067

金黄膏：天花粉、大黄、黄柏、白芷、姜黄、胆南星、陈皮、苍术、厚朴、甘草等。

【用法】上药研细粉，以凡士林调匀备用。未形成脓肿者直接用金黄膏外敷，每天 1 次；已形成脓肿者用一次性针管穿刺排脓，并用生理盐水及 8 万单位庆大霉素自瘘管开口处冲洗脓腔，穿刺口处扩张并置放引流条，再用金黄膏外敷，每天 1 次，并配合抗生素口服或静滴治疗，疗程为 7~14 天。

【适应证】禀赋缺损，复感邪毒型先天性耳前瘘管合并感染。

【出处】《世界中医药》2015，10（11）：479.

处方 068

湿润烧伤膏：紫草、黄芩、黄柏、黄连、乳香、没药、冰片、蜂蜜等。

【用法】将小号绷带，从中间剪断，制成 2cm × 4cm 大小的小方纱，每隔 5 层方纱涂布中药湿润烧伤膏 0.5cm 厚，放入小换药盒中，加盖后高压蒸汽消毒，时间 30 分钟，消毒后备用。在切开引流基础上，将脓液充分引流干净后，在切口处放置中药湿润烧伤膏纱条换药，每天 1 次，直至伤口愈合。

【适应证】先天性耳前瘘管合并感染。

【出处】《云南中医中药杂志》2006，27（3）：12.

（二）填塞法

处方 069

龙血竭粉。

【用法】用 0.5% 碘伏消毒创面后，用 1% 利多卡因注射液 5ml 行创面局部浸润麻醉，用刮匙彻底清除肉芽组织，用 3% 碘酊液烧灼创面后，将混有龙血竭粉的凡士林纱条填塞创面。以后每隔 1 天用龙血竭粉凡士林纱条换药

1 次，直至创面完全愈合。

【适应证】先天性耳前瘘管合并感染。

【出处】《中国误诊学杂志》2008，8（1）：183.

综合评按：先天性耳前瘘管顾名思义属于耳科先天性疾病，因复感邪毒而出现红、肿、热、痛感染症状。贴敷法、填塞法为药物直接作用于耳部，以达清热消肿，生肌敛疮之疗效。耳瘘一般预后良好，少数患者因失治或治疗不当可反复发作。因此还须注意以下几点：①耳前瘘未染毒时，应注意局部清洁，忌挤压及搔刮，以防感染；②积极治疗脓耳，以免脓汁流窜形成瘘管；③耳瘘长期流脓不止者，应每日清洁后敷药，直至脓液干净为止。

第五节　耵聍栓塞

耵聍栓塞，是指耵聍堵塞外耳道引起的疾病。耵聍俗称耳垢、耳屎，乃耳道之正常分泌物，多可自行排出，不发生堵塞和引起症状。若耵聍分泌过多或排出受阻，耵聍凝结成团，阻塞耳道，致耳道不通，则成耵耳。中医属于“耵耳”范畴。

因外耳道堵塞可出现耳堵、耳胀、耳鸣、耳痛、听力减退、眩晕等症状。辅助检查：可见棕黑色或黄褐色块状物堵塞外耳道，质地不等，有松软如泥，有坚硬如石。听力检查呈传导性聋。局部检查发现耵聍堵塞，是本病的主要诊断依据。

一、药物外治法

（一）滴耳法

处方 070

猪胆囊 1 枚，明矾 20g。

【用法】取刚宰杀的猪胆囊 1 枚，内放入明矾 20g，待明矾溶解高温灭菌后即可使用。使用时用注射器抽出溶液，滴注到被耵聍栓塞的耳道内，每次滴满并保持存留 0.5 小时，每天 2~3 次。滴药 1 天后，耵聍即可成糊状。第 2 天后耵聍可溶解，逐渐自行流出。

【适应证】耵聍坚硬者。

【注意事项】外耳道有炎症出现红肿者，可合用氧氟沙星滴耳液。

【出处】《现代中西医结合杂志》2007，16（35）：5240.

处方 071

紫草油或香油或白酒或其他植物油。

【用法】滴入患耳，每次滴 2~3 滴，一般 1~2 次即可，至耵聍软后用耳镊取出。

【适应证】耵聍坚硬者。

【出处】路志正主编．中医内科急症［M］．山西：山西人民出版社，1985.07.

（二）涂擦法

处方 072

黄连膏。

【用法】黄连膏少许薄薄涂擦外耳道处，1 次即可。

【适应证】耵聍刚刚取出之时。

【出处】路志正主编．中医内科急症［M］．山西：山西人民出版社，1985.07.

综合评按：耵聍栓塞为耳中津液结聚，而成耵聍。正常时，耵聍随下颌关节运动，向外排出脱落。若因风热湿邪外犯耳窍，与耵聍搏结，集结成块，阻塞耳道内，以致耳窍不通而为病。以外治法为主，方法极简单。如果耵聍较小而松动者，则可用耳镊或耳钩直接取出，如果耵聍大而坚硬，可用点滴法使之松动而软，再用耳镊或耳钩取出，或用冲洗法取出，取出后再薄薄涂一遍黄连膏即可。本病预后良好，但可反复发生。如清理耵聍时损伤外耳道皮肤者，可引发耳疮。有脓耳史或鼓膜穿孔史者，忌用冲洗法。

第六节　外耳道疖

外耳道疖，是指发生于外耳道皮肤的局限性化脓性炎症，以耳痛、外耳道局限性红肿、凸起如椒目为特征。本病属于中医学“耳疖”范畴，古代医籍中尚有“耳疔”“黑疔”等别称，如《外科证治全书》中说：“耳疔生耳窍暗藏之处，色黑形如椒目，疼如锥刺，引及腮脑，破流血水。”

1. 临床诊断

（1）病史：多有挖耳史。

（2）临床症状：耳痛剧烈，张口、咀嚼时加重，严重者牵引同侧头痛，全身可有发热、恶寒等症。

（3）辅助检查：耳屏压痛，耳郭牵拉痛，外耳道壁局限性红肿、隆起，肿甚者可堵塞外耳道。脓肿溃破后外耳道可见脓血。

2. 中医分型

（1）风热邪毒外侵型：耳部灼热疼痛，张口、咀嚼或牵拉耳郭时明显。外耳道局限性红肿、隆起。全身可有恶寒发热，头晕头痛，口苦咽干，便结溲红，舌红，苔白，脉浮数。

（2）肝胆湿热上蒸型：耳痛剧烈，耳周可有臀核肿痛，若肿塞耳道，可有暂时性听力下降，外耳道红肿如半球状，波动，或有脓头，或破溃流脓。全身可有发热，口苦咽干，心烦不眠，大便干结，小便短赤，舌质红，苔黄腻，脉弦滑。

一、药物外治法

（一）冲洗法

处方 073

新鲜野菊叶 30g 或黄连适量。

【用法】上药任选1种，煎成浓汁澄清，冲洗外耳道。每天3~4次，7~10天1疗程。

【适应证】风热邪毒外侵型外耳道疖。

【出处】贾一江等主编.当代中药外治临床大全［M］.北京：中国中医药出版社，1991.04.

（二）涂擦法

处方074

黄连膏：黄连、黄柏、当归、姜黄、生地各等份。

【用法】将上药制成细末，开水涂擦外耳道红肿处；也可用凡士林调成膏，敷于外耳道患处。每天1次，用至红肿消失。

【适应证】风热邪毒外侵型外耳道疖。

【出处】《医宗金鉴》。

（三）耳内吹粉法

处方075

柏石散或青黛散。

【方法】上药任选一种，适量，吹耳。每天1次，10~14天1疗程。

【适应证】肝胆湿热上蒸型外耳道疖。

【出处】贾一江等主编.当代中药外治临床大全［M］.北京：中国中医药出版社，1991.04.

（四）贴敷法

处方076

腐尽生肌散：孩儿茶10g，制乳香10g，制没药10g，冰片3g，麝香0.8g，血竭10g，三七10g。

【用法】将上药用猪脂油（去渣）250g，加黄蜡30g，溶化后倒入碗内，加上7味调成膏，摊贴疖肿溃破处。每天换药1次，用至腐肉尽消，新肉长出。

【适应证】肝胆湿热上蒸型外耳道疖。

【出处】《医宗金鉴》。

（五）塞耳法

处方 077

耳疖散：老生姜、雄黄各等份。

【用法】取老生姜除掉叉枝，挖一洞，姜的四周留约 0.5cm 厚，然后装进雄黄粉末，再用挖出的生姜末把洞口封紧，放在陈瓦上用炭火慢慢焙干，7~8 小时，焙成黄色，脆而不焦，一捏就碎时研细为末，过 80 目细筛，将筛下的药粉装瓶备用。用时将药粉撒在棉球上置于患处，每天换药 1 次。

【适应证】外耳道疖。

【出处】《临床军医杂志》2006，34（5）：585.

处方 078

曾青散：雄黄 21g，曾青 15g，黄芩 7.5g。

【用法】上药捣为细末，研匀，每用少许纳入耳中，有脓出，即以绵杖子拭干用之。每天 1 次，用至痊愈。

【适应证】肝胆湿热上蒸型外耳道疖。

【出处】《普济方》。

二、非药物外治法

（一）温和灸法

处方 079

艾条。

【用法】艾条 1 根，点燃，置疖肿上方行温和灸。距离以患者感微烫为度。以疖肿最高点为中心，缓慢均匀移动艾条，灸至疖肿及其周围皮肤明显红晕、皮温微烫为止，时间约 30 分钟，每天 1 次，7 天为 1 疗程。

【适应证】风热邪毒外侵型外耳道疖。

【出处】贾一江等主编．当代中药外治临床大全［M］．北京：中国中医药出版社，1991.04.

（二）刺血疗法

处方 080

大椎穴、少商穴、商阳穴和耳垂。

【操作】在综合治疗的基础上，先将三棱针和针刺部位严格消毒，并在针刺部位上推按；然后右手持针，对准所刺部位迅速刺入1~2分深，随即将针迅速退出，令其自然出血，最后用消毒棉球按压针孔。

【适应证】风热邪毒外侵型外耳道疖。

【出处】《临床医学研究与实践》2020，（2）：151–152.

综合评按：临床治疗外耳道疖，除感染严重出现全身症状，需要配合内服药或抗感染治疗外，主要以局部外治为主。本病多因挖耳损伤外耳道皮肤，风热邪毒乘机侵袭，阻滞耳窍经脉而为病。或湿热邪毒壅盛，引动肝胆湿热，循经上乘，蒸灼耳道，壅遏经脉，逆于肌肤而致耳道红肿、疼痛。故冲洗、涂擦、贴敷、艾灸、塞耳、耳内吹粉法均为药物直接作用于患处，起到清热解毒，活血消肿止痛作用；刺血疗法在药物治疗的基础上，可改善耳部微循环，促进疖肿成脓溃破，促邪外出，临床疗效亦颇佳。以上外治之法对于脓未成者，可促进消散；对已成脓疖肿，可促进脓液吸收或脓熟破溃。本病一般预后良好。但还须注意以下几点：①注意耳部卫生，戒除挖耳习惯。②避免污水入耳，若有污水入耳，应外耳道口朝下，单足跳跃，使耳内积水倒出，或用干棉签拭干净。③外耳道要保持干燥洁净。擦去污秽时，切忌粗暴或反复重擦。④在病起初期或疖肿未成熟之际，可于耳外部热敷。每天3~4次。⑤患病后，如在冬季，可在外耳道口塞以疏松的棉花球，使外耳道保持一定的湿度。⑥睡眠时，病耳宜在下侧，但要注意不要让其受到压迫。⑦患病期间，忌进食辛燥食品，以防火热、湿热内蕴，加重病情。⑧在愈合之初，必然产生轻微瘙痒感，切勿狂搔乱掐。⑨注意处理全身性诱发病因（如糖尿病等），并积极控制预防复发。

第七节　弥漫性外耳道炎

弥漫性外耳道炎，是外耳道皮肤或皮下组织广泛的急慢性炎症，以外耳道弥漫性红肿疼痛为主要特征的疾病。本病好发于夏秋季节，属于中医“耳疮”范畴，耳疮一名首见于《诸病源候论》：“足少阴为肾之经，其气通于耳。其经虚，风热乘之，随脉入于耳，与血气相搏，故耳生疮。”在古代医籍中又有“耳内生疮”等别称。

1. 临床诊断

（1）病史：多有挖耳、污水入耳或耳流脓史。

（2）临床症状：耳内灼热疼痛，少许流脓，或耳内发痒不适。

（3）辅助检查：耳屏压痛，耳郭牵拉痛，外耳道弥漫性红肿，可有少许分泌物。反复发作者，可见外耳道皮肤增厚、皲裂、脱屑，甚则外耳道狭窄。

2. 中医分型

（1）风热湿邪，上犯耳窍型：耳痛、耳痒、耳道灼热感，耳屏压痛，耳郭牵拉痛，外耳道弥漫性红肿，或耳道潮湿，有少量渗液，伴头痛、发热，舌红，苔薄黄，脉浮数。

（2）肝胆湿热，上攻耳窍型：耳痛，牵引同侧头痛，耳屏压痛，耳郭牵拉痛，外耳道弥漫性红肿、糜烂，渗出黄色脂水，口苦咽干，可伴有发热，舌质红，苔黄腻，脉弦数。

（3）血虚化燥，耳窍失养型：耳痒、耳痛反复发作，外耳道皮肤潮红、增厚、皲裂，表面或见痂皮，舌淡，苔白，脉细数。

一、药物外治法

（一）塞耳法

处方 081

六神丸：牛黄、麝香、珍珠、冰片、雄黄、蟾蜍等。

【用法】剪取纱条 0.5cm × 3.0cm，100 根，高压灭菌。将成药六神丸 300 粒研细粉末，以液状石蜡及酒精适量将药粉调成糊状，加入纱条充分搅拌。使药粉均匀附在纱条上，把制成的六神纱条置于瓶中密封备用有。将六神纱条 1~2 根置入患侧外耳道，以能覆盖炎症部位既可，不能填塞过紧，以免压迫使局部血液循环不良，予 4% 硼酸酒精每天 3~4 次滴耳，每天复诊并换药。

【适应证】弥漫性外耳道炎。

【出处】《中国实用医药》2015，10（7）：269–270.

处方 082

黄连油：蓖麻油、黄连、冰片、枯矾。吹口散：明雄黄、冰片、硼砂、朱砂、五倍粉、粉甘草、益元散。

【用法】将温热的 500ml 蓖麻油加入黄连 30g，浸泡 48 小时后，再用文火煮沸 30 分钟，冷却后过滤，搅入冰片 3g，枯矾 3g 溶解后，装瓶备用。吹口散上药共研成细末（细如飞沫为度），装盒备用。在内服中药的基础上，将外耳道及耳周皮肤用 3% 过氧化氢反复清洁干净，患者侧头，患耳朝上，提起耳轮，耳道内先滴入“黄连油”2~3 滴，然后用卷棉子缠上消毒棉球做成 1.5cm 长的棉捻（棉捻粗细视耳道宽窄而定），滚动上“鱼石脂软膏”，再将“吹口散”粉黏附于上，形成“吹口散药栓”，用消毒镊取下药栓，填于外耳道内，再用消毒干棉球堵塞耳道口，脱敏胶布粘贴固定即可。每天 1 次，3 次为 1 个疗程，治疗 7 天。

【适应证】风热湿邪，上犯耳窍型及肝胆湿热，上攻耳窍型弥漫性外耳道炎。

【出处】《中医学报》2013，28（180）：753–754.

（二）涂擦法

处方 083

京万红油膏。

【用法】局部用京万红油膏直接涂于外耳道（包括外耳道未破及已破溃者），每天 3 次，治疗 7 天。

【适应证】肝胆湿热，上攻耳窍型弥漫性外耳道炎。

【出处】《中国中西医结合耳鼻咽喉科杂志》2007，15（3）：209–210.

处方 084

黄连膏：黄连、黄柏、当归、姜黄、生地各等份。

【用法】将上药制成细末，开水涂擦外耳道红肿处；也可用凡士林调成膏，敷于外耳道患处。每天 1 次，用至红肿消失。

【适应证】风热湿邪，上犯耳窍型弥漫性外耳道炎。

【出处】《医宗金鉴》。

（三）耳内吹粉法

处方 085

碧玉散：硼酸 9g，冰片 0.9g，胆矾 0.9g。

【用法】将上药共研细末，吹耳。每天 1~2 次，7~14 天 1 疗程。

【适应证】风热湿邪，上犯耳窍型弥漫性外耳道炎。

【出处】贾一江等主编．当代中药外治临床大全［M］．北京：中国中医药出版社，1991.04.

综合评按：临床治疗弥漫性外耳道炎，除感染严重并出现全身症状时，配合内服药或抗感染治疗外，其主要方法便是局部外治法。本病多因挖耳损伤外耳道皮肤，风热湿邪乘机侵犯，或因耳道不洁，污水入耳，或因脓耳之脓液浸渍，湿郁化热，风热湿邪犯耳，与气血相搏，致生耳疮；或湿热邪毒壅盛，引动肝胆火热，循经上犯耳窍，蒸灼耳道，壅遏经脉，逆于肌肤而生耳疮；或久病不愈，阴血耗伤，血虚化燥，耳窍肌肤失于濡养，血虚耳燥而致病。涂擦、塞耳、耳内吹粉法药物直接作用于患处，起到清热解毒，活血消肿止痛作用。本病一般预后良好。但须注意以下几点。①注意耳部卫生，戒除挖耳习惯。②避免污水入耳，若有污水入耳，应外耳道口朝下，单足跳跃，使耳内积水倒出，或用干棉签拭干净。③外耳道要保持干燥洁净。擦去污秽时，切忌粗暴或反复重擦。④患病后，如在冬季，可在外耳道口塞以疏松的棉花球，使外耳道保持一定的湿度。⑤睡眠时，病耳宜在下侧，但要注意不要让其受到压迫。⑥患病期间，忌进食辛燥食品，以防火热、湿热内蕴，加重病情。⑦在愈合之初，必然产生轻微瘙痒感，切勿狂搔乱掐。⑧注意处理全身性诱发病因（如糖尿病等），并积极控制防止复发。

第八节　耳郭化脓性软骨膜炎

耳郭化脓性软骨膜炎，是指以耳郭红肿疼痛、溃烂流脓，甚至软骨坏死、耳郭变形为特征的疾病。中医属于“断耳疮”范畴，后世医家又有耳发疽等别称。

1. 临床诊断

（1）病史：多有耳部外伤、冻伤、烫伤、烧伤或耳郭的针刺、手术等病史。

（2）临床症状：初起耳郭灼热感及肿痛感，继则红肿加重，范围增大，疼痛剧烈，坐立不安，全身症状可见发热、头痛等。

（3）辅助检查：耳郭红肿，触痛明显，可有波动感，继则溃破流脓，软骨坏死，最后至耳郭变形。

2. 中医分型

（1）耳郭损伤，邪毒犯耳型：耳郭灼热、疼痛，局部红肿，继而红肿疼痛逐渐加剧，伴发热、头痛、口干等，舌质红，苔黄，脉数。

（2）热毒炽盛，灼腐耳郭型：耳郭疼痛剧烈，坐立不安，高热，头痛，舌质红，苔黄，脉数。检查见耳郭极度红肿，按之有波动感，继则溃破流脓，软骨坏死、脱落，耳郭变形。

一、药物外治法

（一）涂擦法

处方 086

穿粉散：轻粉、煨穿山甲、铝粉、黄丹各 9g，香油少许。

【用法】前四味药研细末，香油调，涂患处，每天 1 次，5~7 天为 1 疗程。

【适应证】耳郭损伤，邪毒犯耳型耳郭化脓性软骨膜炎。

【出处】张树生等主编 . 中药贴敷疗法 [M] . 北京：中国医药科技出版社，1988.04.

处方 087

川黄连 3g，鸡蛋 3 枚，四季葱白 10 根，黄连膏少许。

【用法】先将四季葱白以清水煎汤，至 1 茶杯（约 100ml），待温，用棉花棒蘸汤洗患耳后根部，再取蛋黄油、黄连膏涂之。每天早、晚各 1 次，通常治疗 1~2 周可愈。

【适应证】热毒炽盛，灼腐耳郭型耳郭化脓性软骨膜炎。

【出处】查纬民编 . 中草药外治验方选 [M] . 合肥：安徽科学技术出版社，1984.08.

（二）贴敷法

处方 088

如意金黄膏：大黄、黄柏、姜黄、白芷、生南星、陈皮、苍术、厚朴、甘草、天花粉。

【用法】上药制成药粉，以凡士林调合混匀备用。用 75% 乙醇清洁患耳创面，如意金黄膏外敷患处，每天 1 次，7 天为 1 疗程。

【适应证】耳郭损伤，邪毒犯耳型耳郭化脓性软骨膜炎。

【出处】王士贞等主编 . 中医耳鼻咽喉科学 [M] . 北京：中国中医药出

版社，2003.01.

处方 089

木香散：青木香、防己、芍药、玄参、白蔹、大黄、芒硝、黄芩各2.4g，赤小豆3g，紫葛2.4g，榆木白皮适量。

【用法】前10味药研末，以榆木白皮捣汁和之，涂布帛上，贴敷于患处，每天1次，用至红肿消即可。

【适应证】耳郭损伤，邪毒犯耳型耳郭化脓性软骨膜炎。

【出处】《太平圣惠方》。

（三）扑粉法

处方 090

七三丹或九一丹或生肌散。

【用法】取上药扑撒于患处，每天1~2次，或隔天1次，连用5~7天。七三丹适用于腐烂之时。

【适应证】热毒炽盛，灼腐耳郭型耳郭化脓性软骨膜炎。

【出处】徐鸿庆主编.实用中医耳鼻喉科学［M］.北京：人民卫生出版社，1981.04.

二、非药物外治法

（一）热敏灸法

处方 091

耳前三穴（耳门、听宫、听会）、角孙穴、液门穴、涌泉穴。

【操作】在中药口服的基础上，首先行回旋灸1分钟温通局部气血，继以行雀啄灸1分钟以加强敏化，循经往返灸1分钟以激发经气，重复上述3种手法2~3遍，灸至皮肤潮红为度。然后再施行温和灸以进一步激发经气，发动感传。只要出现透热、扩热、传热、局部不热远部热、表面不热深部热、其他非热感觉（施灸部位或远离施灸部位产生酸、胀、麻、痛等）这6种灸感中的1种或1种以上灸感就表明该穴位已发生热敏化。重复上述操作，选取 2~3 个最敏感的热敏化穴位施灸，直到灸感消失为 1 次施灸剂量，每天 1 次，5 天为 1 个疗程，休息 2 天，治疗 2~3 个疗程。

【适应证】耳郭损伤，邪毒犯耳型耳郭化脓性软骨膜炎。

【出处】《湖南中医杂志》2017，33（1）：76–77.

综合评按：耳郭化脓性软骨膜炎，多因耳郭皮肤损伤，邪毒乘机侵犯，与气血相搏结，酿脓化腐，或热毒炽盛，循经上炎，灼腐耳郭，致血腐肉败，软骨溶蚀。从临床实际看，外治法局部用药优于内服法。涂擦法、贴敷法、扑粉法局部用药，通过局部直接作用于病灶，祛除病邪，多能取效。热敏灸有泻热拔毒、消瘀散结的作用，通过热刺激及经络传感，改善病灶周围血运循环，以达到活血化瘀、消肿止痛之目的，实践表明综合外治法可提高疗效。对单一疗法效果不佳者，可改用综合外治法。涂擦、扑粉、贴敷剂，携带方便，可随时随地应用。但对病情较重者，应中西医结合综合治疗。本病常可导致耳郭软骨坏死，使耳郭失去支撑而形成耳郭畸形。故对于耳郭的外伤，应彻底清创，严格消毒后缝合，以防染毒而变生本病。并且在进行耳针或耳部手术治疗时，应严格消毒，无菌操作。对于耳郭的血肿，应及时抽吸、清除，以免瘀血久郁化火，变生本病。

第九节　外耳湿疹

外耳湿疹，是指旋绕耳郭或耳周而发的湿疮，以耳部皮肤潮红、瘙痒、黄水淋漓或脱屑、皲裂为特征。本病以小儿为多见，属于中医学“旋耳疮”范畴。本病分虚、实性两种。急性以湿热为主，慢性多为血虚。

1. 临床诊断

（1）病史：可有耳道流脓或污水入耳史，或药物及其他过敏物质刺激史。

（2）临床症状：外耳道、耳郭及其周围皮肤瘙痒、灼热感伴渗液。

（3）辅助检查：外耳道口、耳甲腔、耳后沟，甚至整个耳郭皮肤潮红、糜烂、渗黄色脂水，干后结痂，或见外耳皮肤增厚、粗糙、脱屑、皲裂、结痂，表面粗糙不平，甚则外耳道狭窄。

2. 中医分型

（1）风热湿邪犯耳型：耳郭皮肤或外耳道皮肤潮红、灼热、瘙痒，起水疱，溃后流黄水，或皮肤糜烂，胸闷腹满，时恶心纳呆，口苦咽干，不欲饮，大便结，小便黄，舌苔腻。

（2）血虚生风化燥型：耳道、耳郭皮肤增厚，粗糙，有痂皮或鳞屑覆盖，或皲裂发痒，食少纳呆，身倦乏力，舌淡苔白，脉细缓。

一、药物外治法

（一）耳内吹粉法

处方 092

耳净散：硼砂、枯矾、朱砂、儿茶、冰片等。

【用法】上药经现代工艺加工成的中药粉末状制剂备用。在中药内治的基础上，对渗液型湿疹患者在耳内镜下，用正压喷枪将中药耳净散粉剂均匀喷敷于耳道皮肤表面，无药粉堆积，每 3 天 1 次，疗程 2 周；对无渗液型湿疹患者在耳内镜下，用甘草油调耳净散为糊状，涂于患处皮肤表面，每 3 天 1 次，疗程 2 周。

【适应证】风热湿邪犯耳型外耳湿疹。

【注意事项】治疗期间嘱患者忌食辛辣刺激性食物，避免食用含较强过敏原性食物如牛奶、鱼、花生等，禁止抓挠外耳，勿用热水、肥皂水清洗患处，不可使用含乙醇制剂的刺激性液体擦拭外耳。

【出处】《中华耳科学杂志》2017，15（4）：471-474.

处方 093

柏石散：黄柏 30g，石膏 30g，枯矾 15g。

【用法】上药共研细末，和匀吹耳，每天 1 次，用至痊愈。

【适应证】风热湿邪犯耳型外耳湿疹。

【出处】贾一江等主编．当代中药外治临床大全［M］．北京：中国中医药出版社，1991.04.

（二）冲洗法

处方 094

黄柏、苦参、蛇床子、地肤子各 30g。

【用法】上药煎煮 20 分钟后留药液，煎煮两次所得药液混合浓缩至 50ml。外用治疗，每天 3 次。

【适应证】风热湿邪犯耳型外耳湿疹。

【注意事项】戒烟戒酒，忌食辛辣食物。禁止用手指、棉签抓挠或擦拭外耳道。

【出处】《临床医药文献杂志》2017，4（92）：181.

处方 095

枫杨叶及果实（重量按 1：1 比例）。

【用法】按皮损局部的大小，选取适量枫杨叶及果实洗净，放入砂锅内再加入 2 倍的水后武火煎煮，水沸后小火再煮 10~15 分钟，滤出备用。如果皮损处渗液多者可酌情加入少许食盐或明矾。用消毒小棉签蘸药液清洗外耳道及耳周皮损处。若伴有全身泛发性湿疹者，可将药液倒入盆中待药液温度适宜时浸泡洗澡。每天 1 次，连用 5 天为 1 疗程。

【适应证】风热湿邪犯耳型外耳湿疹。

【出处】《新中医》2007，39（7）：105.

处方 096

0.1%~0.5% 枯矾水。

【用法】用上药液冲洗外耳道，每天 1~2 次，至愈为止。

【适应证】风热湿邪犯耳型外耳湿疹。

【出处】贾一江等主编 . 当代中药外治临床大全［M］. 北京：中国中医药出版社，1991.04.

（三）塞耳法

处方 097

黄连 120g，黄柏、黄芩各 80g，栀子 120g，麻油 5000g。

【用法】上药浸泡 24 小时，以文火炸药至药材枯酥，过滤后加纯天然蜂蜡 1000g，加热熔化与麻油混匀，即得黄连解毒汤膏；将黄连解毒汤膏涂布在特制小纱条上，120℃灭菌 30 分钟即得黄连解毒汤油纱条。患者取半侧卧位，患耳向上，先清洗外耳道，拭干，然后用黄连解毒汤油膏涂敷整个外耳道壁或用适当大小黄连解毒汤油纱条填充外耳道，每天 1 次，5~10 天为 1 个疗程。

【适应证】风热湿邪犯耳型外耳湿疹。

【出处】《辽宁中医杂志》2006，33（8）：978-979.

处方 098

双黄散：黄柏 150g，苦参 150g，连翘 100g，黄连 75g，冰片 75g。

【用法】上药打粉，加入麻油，粉、麻油按 2∶1 比例调和；使用时用棉签蘸取适量药涂抹于耳郭患处，每天 3 次；若外耳道内有病变者，用细纱条浸双黄散于晚间睡前直接置入外耳道内患处，次日清晨取出。2 周为 1 个疗程，治疗 2 个疗程。

【适应证】风热湿邪犯耳型外耳湿疹。

【出处】《临床医药文献杂志》2016，3（45）：9045-9046.

（四）涂擦法

处方 099

复方紫草油：紫草、冰片、忍冬藤、白芷等，辅料麻油。

【用法】外用适量复方紫草油涂擦患处，每天数次。

【适应证】血虚生风化燥型外耳湿疹。

【出处】《世界中医药》2019，14（1）：123-125.

处方 100

冰片、黄连各 75g，连翘 100g，苦参、黄柏各 150g。

【用法】在口服药物的基础上，上药研磨成粉末，与麻油按 2∶1 比例调和后，于患耳均匀涂抹，每天用药 3 次。

【适应证】风热湿邪犯耳型外耳湿疹。

【出处】《临床医药文献杂志》2017，4（92）：18181–18182.

处方 101

复方黄柏液：连翘、黄柏、蜈蚣等。

【用法】将患处用温水清洗干净后，外涂复方黄柏液适量，每天 3 次。

【适应证】风热湿邪犯耳型外耳湿疹。

【出处】《山东大学耳鼻喉眼学报》2015，29（2）：20–23.

处方 102

润肌膏：当归 15g，紫草 30g，麻油 30g，黄蜡 15g。

【用法】前二味与麻油同熬，药枯滤清，将油再熬，入黄蜡同煎，化尽。倾入碗中，待凉备用，局部涂敷，每天 2 次。

【适应证】血虚生风化燥型外耳湿疹。

【出处】《外科正宗》。

（五）湿敷法

处方 103

花椒叶、桉树叶、桃叶各等份。

【用法】取上药适量，煎水外洗。每天冲洗湿敷 2 次，用至痊愈。

【适应证】风热湿邪犯耳型外耳湿疹。

【出处】王士贞等主编．中医耳鼻咽喉科学［M］．北京：中国中医药出版社，2003.01.

处方 104

苦参、苍术、黄柏、白鲜皮各 15g。

【用法】将上药煎水微温后，湿敷患处。每天 2 次。

【适应证】风热湿邪犯耳型外耳湿疹。

【出处】王士贞等主编．中医耳鼻咽喉科学［M］．北京：中国中医药出

版社，2003.01.

（六）综合外治法

处方 105

龙葵、苍耳、小飞扬、葎草。

【用法】上药任选一种，煎水后冲洗外耳道，然后用棉签揩干，再吹入其他药物。若黄水淋漓，可选用柏石散、青黛散；若红肿下焮痛，瘙痒出水者，用大黄、黄柏、黄芩、苦参各等份。研细末吹耳。每天 1~2 次，用至痊愈。

【适应证】风热湿邪犯耳型外耳湿疹。

【出处】贾一江等主编．当代中药外治临床大全［M］．北京：中国中医药出版社，1991.04.

综合评按：外耳湿疹是常见的外耳道局部皮肤病变，临床亦常表现为局部症状，局部外治法是旋耳疮治疗的主要方法。本病多因脓耳之脓液或邻近部位之黄水疮蔓延至耳部，或因接触某些刺激物而诱发，以致湿热邪毒积聚耳窍，引动肝经之火，循经上犯，风热湿邪蒸灼耳郭肌肤而为病。或因患病日久，阴血耗伤，耳窍失养，加之血虚生风化燥，以致耳部痛痒，缠绵难愈。根据旋耳疮的不同表现类型，选用适当的外治方法。如冲洗法，既可清洁疮面，又可使药物直接渗透于病变部位以发挥药物效应。耳内吹粉、涂擦、塞耳、湿敷诸法，均可通过不同方法，使药物直接作用于疮面，以发挥其治疗作用。本病及时得到治疗，预后一般良好。体质虚弱者，亦可致病程迁延难愈，或发展为断耳疮，造成耳郭畸形。因此还须注意以下几点：①注意耳部卫生，戒除挖耳习惯；②患病期间，忌辛辣炙煿食物及鱼、虾以及有可能引起过敏的食物；③发病期间避免任何局部刺激，忌用肥皂水洗患处。

第十节　耳郭假性囊肿

耳郭假性囊肿，又称耳郭浆液性软骨膜炎，本病是指以耳郭局限性、无痛性肿胀，肤色不变，按之柔软，穿刺可抽出淡黄色液体为主要特征的疾病。经对病理组织观察证实，实为假性囊肿。多发于青壮年，男性多于女性。由于耳郭受机械性压迫刺激，使局部循环发生障碍，出现反应性渗出物积聚所致。常单侧发病，多位于耳郭外侧面上半部。中医属于“耳郭痰包”范畴，本病主要因脾胃功能失调，痰浊内生，复受风邪外袭，夹痰浊上窜耳郭，痰浊凝滞于耳而为病。

1. 临床诊断

（1）临床症状：耳郭前面的某一部分突然肿起，逐渐增大。小者可无症状，大者可有胀感、灼热感或痒感，常无痛感。

（2）辅助检查：耳甲腔、耳甲艇、舟状窝、三角窝等处常见局限性隆起，皮色不变，按之柔软，无压痛，透光度良好，穿刺可抽出淡黄色液体，抽后肿消，但不久又复肿起。

2. 中医分型

痰浊凝滞于耳：多于无意中发现耳郭前面某一部分局限性肿起，肿处皮色不变，不热不痛，按之柔软，透光度好。穿刺可抽出淡黄色液体，抽液后肿消，不久又复肿起。一般无明显全身症状，苔微黄腻，脉滑。

一、药物外治法

（一）贴敷法

处方 106

六神丸：人工牛黄、麝香、蟾酥、珍珠粉、冰片、百草霜。

【用法】在口服药物的基础上，取用六神丸，研成细末。以六神丸 20

粒，醋 2g 为配方。取用米醋调和好六神丸敷于囊肿处，以能覆盖住囊肿隆起部位为度，如囊肿部分溃烂流水者，可用过氧化氢消毒后，将六神丸药末直接撒于患处，每天 3 次。

【适应证】耳郭假性囊肿。

【出处】《中医耳鼻喉科学研究》2018，17（2）：56-59.

处方 107

肿节风片。

【用法】在口服药物的基础上，依囊肿大小而取肿节风 3~5 片碾成细末，用 75% 的酒精将其调成稠厚糊状备用。在严格无菌操作下抽净囊液后敷上药糊，再用两个小纱布卷前后加压包扎，隔天换药 1 次，疗程 3~10 天。

【适应证】耳郭假性囊肿。

【出处】《实用临床医学》2006，7（11）：162.

处方 108

冲和散：炒紫荆皮、独活、赤芍、白芷、菖蒲、葱汁各等份。

【用法】诸药共研细末，米醋调和如泥，敷耳郭肿胀处，并按时滴醋，保持湿润，每天 1 次。

【适应证】耳郭假性囊肿。

【出处】《外科正宗》。

二、非药物外治法

（一）艾灸法

处方 109

艾条。

【用法】以艾条于距囊肿 2~3cm 处按温和灸方法熏烤，每次持续约 20 分钟，以灸至局部有温热感而无灼痛为宜。每天 2 次，7 天为 1 疗程，1 个疗程后囊肿不消失者继续进行下一疗程治疗，共 4 个疗程。

【适应证】耳郭假性囊肿。

【出处】《中国现代应用药学杂志》2009，26（3）：255-256.

（二）磁疗法

处方 110

小圆磁铁 2 片。

【操作】患者取坐位，常规碘伏消毒。用 5ml 注射器于囊壁最低点抽出囊液，留置针头于囊内，更换注射器，将 2ml 地塞米松注入，冲洗囊腔，抽净冲洗液至囊壁塌陷，用乙醇棉球压迫针孔处。将无菌棉片折叠成需要厚度，将直径 10mm、厚度 3mm 的小圆形磁铁分别放置耳郭囊肿部位前后面吸附固定 48 小时，可通过调整棉片的厚度调节磁铁的吸附力，以不引起患者疼痛为度，最后用创可贴辅助固定。严格遵循无菌原则，48 小时拆掉磁铁，1 周后复诊。

【适应证】耳郭假性囊肿。

【出处】《武警医学》2017，28（10）：1053–1054.

综合评按：本病应用贴敷法治疗，也可配合口服内治，起清热解毒、消肿散结之效。艾灸法简便易行、经济实用、无痛苦、不具有侵袭性的优点，几乎没有毒性和不良反应，但治疗时间相对较长。磁疗法疗效肯定，简单易行，痛苦小，患者容易接受，且避免了手术治疗后产生并发症的可能性，如皮肤增厚、瘢痕、感染等，比起单纯的抽液治疗，更能防止复发，并能获得最佳的美容效果。临床实践表明，外治法是本病的主要治疗手段。无论抽液、注射、敷药，局部均应严格消毒。如有破损，应立即停止敷药。感染化脓者，则按脓肿处理，于低位处切开排脓，并放置九一丹药线引流，每日换药。治疗过程中，一定要处理适当，以免形成耳部畸形。本病预后良好。若发生感染，则可发展为断耳疮。

第十一节　急性鼻炎

急性鼻炎，是指因感受风邪所致的以鼻塞、流涕、喷嚏为主要症状的急性鼻病，为鼻腔黏膜的急性感染性炎症。俗称“伤风”或“感冒”。四季均可发病，但以冬季为多见。中医属于“伤风鼻塞”范畴，古代医家对本病论述多散载于“伤风”“嚏”“流涕”“鼻塞”等病证范畴内。《世医得效方》首次提出“伤风鼻塞”一名：“茶调散治伤风鼻塞声重，兼治肺热涕浊。”

1. 临床诊断

（1）病史：发病前多有受凉或疲劳史。

（2）临床症状：初起鼻痒、灼热感，或喷嚏，鼻塞，流清水样鼻涕；随病情发展，鼻塞渐重，清涕渐呈黏黄涕，嗅觉减退，语声重浊。全身或有周身不适、发热、恶风、头痛等。小儿全身症状较重，可有高热、惊厥，常出现消化道症状，如呕吐、腹泻等。

（3）辅助检查：鼻黏膜充血肿胀，鼻腔内有较多鼻涕，初期为清水样涕，后渐转为黏性。

2. 中医分型

（1）外感风寒型：鼻塞声重，喷嚏频作，流涕清稀，头痛，恶寒发热，舌淡红，苔薄白，脉浮紧。检查见鼻黏膜淡红肿胀，鼻内积有清稀涕液。

（2）外感风热型：鼻塞较重，鼻流黏稠黄涕，鼻痒气热，喷嚏时作，发热，头痛，微恶风，口渴，咽痛，咳嗽痰黄，舌质红，苔薄黄，脉浮数。检查见鼻黏膜色红肿胀，鼻内有黄涕。

一、药物治疗法

（一）滴鼻法

处方 111

滴通鼻炎水喷雾剂：蒲公英、黄芩、麻黄、苍耳子、辛夷、白芷、细辛、石菖蒲。

【用法】外用喷鼻，每次 1~2 喷，每天 3~4 次，5 天 1 疗程。

【适应证】外感风热型急性鼻炎。

【出处】《中国新药杂志》2010，19（4）：308-310.

（二）鼻内吹药法

处方 112

辛夷花、薄荷适量。

【用法】将辛夷花、薄荷研末，瓶贮密封。用时取药适量吹鼻，每天 3~5 次，3 天为 1 疗程。

【适应证】外感风热型急性鼻炎。

【出处】王士贞等主编．中医耳鼻咽喉科学［M］．北京：中国中医药出版社，2003.01.

（三）塞鼻法

处方 113

辛夷花 200g。

【用法】取辛夷花粉碎后入蒸馏瓶中，加水超过药面，蒸馏 3~4 小时，取出蒸馏液用分层漏斗分层，取得辛夷花挥发油 3ml、芳香水 500ml。芳香水内加 0.5% 尼泊金防腐，加 0.9% 氯化钠调至等渗过滤。取滤液加上原挥发油，用 5% 吐温助溶分装于小瓶中，高压灭菌后备用。用时将棉片浸湿药液塞入鼻腔，保留 15~20 秒后取出。每天 1 次，7 次为 1 疗程，亦可用之滴鼻。用药 1~2 次分泌物增多，排出后通气立即改善。

【适应证】外感风热型急性鼻炎。

【出处】贾一江等主编．当代中药外治临床大全［M］．北京：中国中医药出版社，1991.04.

（四）雾化吸入法

处方 114

清开灵注射液。

【用法】用超声雾化器经鼻导管雾化吸入清开灵注射液，疗程 3~5 天。

【适应证】外感风热型急性鼻炎。

【出处】《现代中西医结合杂志》2009，18（18）：2156–2157.

（五）熏蒸法

处方 115

葱白 15g，生姜 10g。

【用法】葱白切碎，生姜切片放入汤锅中，加水 1000ml，煮开后继续加热约 3 分钟，让患者趁热用鼻深吸气，使水蒸气充分进入鼻腔内（以患者鼻腔内有发痒感为佳），熏蒸时间约 30 分钟。每天 1 次，5 次为 1 个疗程。

【适应证】外感风寒型急性鼻炎。

【注意事项】治疗时保持安全距离，小心烫伤。

【出处】《山西中医》2010，26（9）：5.

处方 116

麻黄 5g，桂枝 5g，葛根 10g，辛夷 10g，白芷 10g，藿香 10g，佩兰 10g，川芎 10g，炒白芍 10g，生甘草 5g。

【用法】上述中药根据辨证：风寒加细辛 3g，升麻 10g，苍术 10g，羌活 10g；风热加金银花 15g，连翘 10g，蒲公英 15g，野菊花 15g。煎汤雾化吸入，每天 2 次，每次熏鼻以两侧迎香穴处微微出汗为度。症状消失后继续熏治 3 天，每天 1 次。

【适应证】外感风寒型、外感风热型急性鼻炎。

【注意事项】治疗期间禁食辛辣、烟、酒、海鲜食物；使用正确的擤涕方法，切忌用力擤鼻，以免炎症扩展引起中耳炎或鼻窦炎。

【出处】《中国保健营养》2012,（8）：1111.

处方 117

金银花 6g，菊花 6g，桑叶 10g，薄荷 10g，板蓝根 15g，连翘 6g。

【用法】取上方煎汤，待煮沸时，蒸气吸入，每次 30 分钟，每天 2 次。3 天为 1 疗程。鼻塞症状可迅速缓解。

【适应证】外感风热型急性鼻炎。

【出处】贾一江等主编．当代中药外治临床大全［M］．北京：中国中医药出版社，1991.04.

（六）穴位注射法

处方 118

柴胡注射液或鱼腥草注射液 2~4ml。

【用法】上药任选一种、按穴位注射常规操作，将药物注入双侧曲池穴内，每穴 0.5~1ml，每天 2 次，3 天为 1 疗程。

【适应证】外感风热型急性鼻炎。

【出处】刘建洪，何冬梅编著．穴位药物注射疗法［M］．南昌：江西科学技术出版社，1989.04.

二、非药物治疗法

（一）艾灸法

处方 119

迎香、上星穴。

【用法】取迎香、上星穴，艾条悬灸至局部发热为度，每天 1 次，2 次为 1 疗程。

【适应证】外感风寒型急性鼻炎。

【出处】王士贞等主编．中医耳鼻咽喉科学［M］．北京：中国中医药出版社，2003.01.

（二）针灸法

处方 120

迎香穴（双）、风池穴（双）、印堂穴、百会穴、合谷穴（双）。

【操作】施针时，操作者首先用 0.5% 碘伏消毒液以棉签消毒，对患者以上各穴位局部和周围皮肤及试验者手指消毒 3 遍，然后操作者持 1 寸毫针调神定气，内力灌注持针腕部及指端，持针快速进入皮下，根据穴位不同进入皮下适当深度，迎香穴斜刺入 1~1.6cm，风池穴向对侧眼睛方向斜刺入 1.6~2.6cm，印堂穴向下平刺入 1~1.6cm，百会穴平刺入 1.6~2.6cm，合谷穴，平补平泻，得气后留针 30 分钟，每天 1 次。配合艾灸选取百会、印堂穴进行热敏化悬灸，每次施灸不少于30分钟，每天1次。

【适应证】外感风寒型急性鼻炎。

【出处】《江西中医药》2012，43（360）：46-47.

综合评按：急性鼻炎多因气候变化，寒热不调，或生活起居不慎，过度疲劳，风邪侵袭鼻窍而为病。因风为百病之长，常夹寒、夹热侵袭人体，故本病之发，又有风寒、风热之分。中药外治法是急性鼻炎常用的有效治法。滴鼻、吹药、塞鼻、熏蒸诸法均有直接消除鼻黏膜炎症，促使充血水肿消散，改善通气的功能，为临床所习用。其中滴鼻法疗效最显著。穴位注射、艾灸法通过经络传导亦作用于鼻，均可达到消肿通窍的治疗目的。急性鼻炎病变局限于鼻黏膜，预后良好。一般情况下，用外治即可取得明显疗效。如果伴有全身症状比较严重，可酌情配合内服药物。伤风鼻塞经适当休息，及时治疗，多能痊愈，病程一般5~7天。若感邪过重，治疗不及时，可并发鼻渊、喉痹、耳胀等。少数患者，因失于治疗，病情迁延不愈，可致鼻窒。为防病情转变，建议做到以下几点。①适当休息，多饮温水，清淡饮食，规律排便。②鼻塞时，勿强力擤鼻，以防邪毒窜入耳窍，引发耳疾。③锻炼身体，适当户外运动，增强机体抵抗力。④感冒流行期间尽量不出入公共场所，注意居室通风。

第十二节　慢性鼻炎

慢性鼻炎是指以经常性鼻塞为主要特征的慢性鼻病。本病任何年龄均可发生。中医属于“鼻窒”范畴。鼻窒一名，首见于《素问·五常政大论》：“大暑以行，咳嚏鼽衄鼻窒。”《素问玄机原病式·六气为病》曰：“鼻窒，窒，塞也”，又曰“但见侧卧上窍通利，下窍窒塞”，指出了鼻窒的主要症状特点。

1. 临床诊断

（1）病史：可有伤风鼻塞反复发作史。

（2）临床症状：以鼻塞为主要症状。鼻塞呈间歇性或交替性。病变较重者，可呈持续性鼻塞，鼻涕不易擤出，久病者可有嗅觉减退。

（3）辅助检查：早期鼻黏膜色红或暗红，下鼻甲肿胀，表面光滑，触之柔软，弹性好，对血管收缩剂敏感。久病者见下鼻甲肥大，呈桑椹状或结节状，触之有硬实感，弹性差，对血管收缩剂不敏感。部分患者可见严重的鼻中隔偏曲。

2. 中医分型

（1）肺经蕴热，壅塞鼻窍型：鼻塞时轻时重，或交替性鼻塞，鼻涕色黄量少，鼻气灼热，常有口干，咳嗽痰黄，舌尖红，苔薄黄，脉数。检查见鼻黏膜充血，下鼻甲肿胀，表面光滑、柔软有弹性。

（2）肺脾气虚，邪滞鼻窍型：鼻塞时轻时重，或呈交替性，涕白而黏，遇寒冷时症状加重，可伴有倦怠乏力，少气懒言，恶风自汗，咳嗽痰稀，易患感冒，纳差便溏，头重头晕，舌淡苔白，脉浮无力或缓弱。检查见鼻黏膜及鼻甲淡红肿胀。

（3）邪毒久留，血瘀鼻窍型：鼻塞较甚或持续不减，鼻涕黏黄或黏白，语声重浊或有头胀头痛，耳闭重听，嗅觉减退。检查见鼻黏膜暗红肥厚，鼻甲肥大质硬，表面凹凸不平，呈桑椹状，舌质暗红或有瘀点，脉弦或弦涩。

一、药物外治法

（一）滴鼻法

处方121

复方薄荷脑滴鼻液：薄荷脑、冰片、液状石蜡、维生素A、维生素D等。

【用法】上药使用先进工艺制成滴鼻液滴鼻，每天3次，疗程4周。

【适应证】慢性鼻炎。

【出处】《中医耳鼻喉科学研究》2018，17（4）：29-30.

处方122

黄柏滴鼻液：黄柏、五倍子、鹅不食草等。

【用法】上药使用先进工艺技术制成滴鼻液滴鼻，采用头后仰低位，鼻孔与天花板垂直，滴后 10 分钟后再恢复直立位，每次 2~3 滴，每天 3 次，1 周为 1 个疗程。

【适应证】肺经蕴热，壅塞鼻窍型慢性鼻炎。

【出处】《亚太传统医药》2015，11（10）：133–134.

（二）冲洗法

处方 123

复方鱼腥草鼻腔冲洗液：生理盐水 400ml、鱼腥草注射液 50ml、地塞米松 10mg。

【用法】复方鱼腥草鼻腔冲洗液置于鼻腔冲洗器中，自行鼻腔冲洗，每天 2 次，2 周为一疗程，冲洗 2 个疗程。

【适应证】肺经蕴热，壅塞鼻窍型慢性鼻炎。

【出处】《中国中西医结合耳鼻咽喉科杂志》2008，16（2）：125.

（三）局部注射法

处方 124

消痔灵。

【用法】上药与利多卡因按照 1∶1 配比混合，用鼻甲注射封闭长针头，吸取消痔灵、利多卡因注射液 4ml。穿刺针自下鼻甲内下缘平行刺入，回抽无回血后注药，边退针，边回抽，边注药，针将退出黏膜时，多注一点药液，以防出血。每侧下鼻甲各注药液 2ml。每隔 7 天注射 1 次，2 次为一疗程。

【适应证】肺脾气虚，邪滞鼻窍型慢性鼻炎。

【注意事项】①注意无菌操作，以防黏膜感染坏死。②注射时应避开血管，注射药液时注意先回抽再注射，边回抽，边注射，避免药液注入血管，随血液运行进入人体器官造成不良后果。③量宁小勿大，相对来说宁可低浓度多量注射，不可追求小量而高浓度注射。④儿童禁用。

【出处】《内蒙古中医药》2018，37（3）：11–12.

处方 125

复方丹参注射液。

【用法】患者半卧位，用 1% 丁卡因做鼻腔表面黏膜麻醉，用一次性 5ml 注射器抽取复方丹参注射液 4ml，在鼻窦内窥镜引导下，在肥大的下鼻甲前、中、后端黏膜下各注射 1.2ml，注意回抽无血时将药物缓慢注射，双侧下鼻甲交替注射，每隔 3 天 1 次，5 次为 1 个疗程，治疗 3~6 个疗程。

【适应证】肺脾气虚，邪滞鼻窍型慢性鼻炎。

【出处】《甘肃中医学院学报》2013，30（4）：35-36.

（四）塞鼻法

处方 126

苍耳子 20g，辛夷 20g，白芷 20g，薄荷 15g。依辨证加减，外感型加桂枝 6g，内热型加黄柏 20g，过敏型加夏枯草 12g。

【用法】将以上药物粉碎为极细末，装瓶密闭备用。使用时根据患者鼻孔的外形和大小，取约 1g 的药末，用 4~5cm 见方的消毒纱块包为药球，用一根大号旧棉线捆扎药球，并留 5cm 一小段以便能在鼻孔外拉出，药球捆扎不要太紧，既要使药球能够刚好塞入鼻孔，又要使药球能够根据鼻孔的不同形状而随意改变。使用时将药球慢慢塞入症状严重的单侧鼻孔，塞入深度以即将打喷嚏而又未打喷嚏为度，塞鼻后往往有鼻涕流出，塞鼻后 2~3 小时取出。

【适应证】肺经蕴热、壅塞鼻窍型及肺脾气虚、邪滞鼻窍型慢性鼻炎。

【出处】《实用中医药杂志》2007，23（7）：456.

处方 127

鹅不食草。

【用法】将洗净晒干后的鹅不食草碾成细粉末，过筛后装瓶备用。每晚睡前取适量药粉与红霉素眼膏充分混合均匀成面团状，分别塞于双侧鼻腔内。每日 1 次，3 个月为 1 个疗程，连用 1~2 个疗程。

【适应证】肺脾气虚，邪滞鼻窍型慢性鼻炎。

【出处】《中国民间疗法》2014，22（10）：24.

处方 128

华蟾素注射液。

【用法】取华蟾素注射液 2.5ml，曲安奈德注射液 25mg（2.5ml）混合，均匀浸润于 6~8cm 长，1.5cm 宽，0.2~0.3cm 厚的消毒棉片中。借鼻镜置于患者下鼻道中，保留 20 分钟后自行取出，并排净鼻腔内分泌物。每天 1 次，5 次为一疗程。

【适应证】慢性鼻炎。

【出处】《中国中西医结合耳鼻咽喉科杂志》2008，16（5）：356-357.

处方 129

通草、珍珠、枯矾、细辛。

【用法】上四味药以 2：1：4：4 的比例研末，用枣核大的脱脂棉球蘸取上述药末，两鼻孔交替塞鼻各 20 分钟，6 小时用 1 次，10 天为 1 个疗程，治疗 3 个疗程。

【适应证】慢性鼻炎。

【注意事项】治疗期间忌辛辣、鱼虾类食物。

【出处】《中国民间疗法》2014，22（1）：26.

（五）雾化吸入法

处方 130

苍耳子、白芷、辛夷、防风、黄芩、鱼腥草、川芎、桔梗、茯苓、藿香各 100g，薄荷、甘草、细辛各 30g。

【用法】将以上药剂在生理盐水中浸泡后提取药液，将药液注入超声雾化器雾化罐中经鼻吸入，每天 2 次，每次 10~15 分钟，6 天为 1 个疗程，1~3 天后进行下 1 个疗程，共 3 个疗程。

【适应证】肺经蕴热，壅塞鼻窍型慢性鼻炎。

【出处】《中国医药科学》2012，2（1）：114-116.

处方 131

金银花 60g，连翘 50g，败酱草 60g，苍耳子 40g，辛夷 50g，板蓝根

60g，薄荷 40g，甘草 30g。

【用法】将以上中药用 1000ml 清水浸泡，滤取药液 500ml，灌入容器中，流通蒸汽消毒 1 小时。取以上药液 20ml，用超声雾化器经鼻吸入，每次 10~15 分钟，每天 2 次，每个疗程 6 天，治疗 3 个疗程。每个疗程间隔不超过 3 天。

【适应证】肺经蕴热，壅塞鼻窍型慢性鼻炎。

【出处】《中国现代药物应用》2010，4（13）：118-119.

（六）涂鼻法

处方 132

苦丁香油膏：苦丁香 1000g，甘遂 250g，枯矾、煅牡蛎、细辛各 125g。

【用法】上药干燥后研成细末，用芝麻油或蓖麻油调成糊状油膏后备用。用苦丁香油膏涂于凡士林纱条表面，再将药面敷于鼻腔内患处表面贴紧，勿使脱落，于临睡前取出。每天上药 1 次，每次上药一侧。平均每侧上药 2~3 次，一般每侧鼻腔上药最多不超过 5 次。

【适应证】肺脾气虚，邪滞鼻窍型慢性鼻炎。

【出处】《浙江中医药大学学报》2001，25（1）：33.

（七）穴位贴敷法

处方 133

斑蝥一味（南方大斑蝥或黄黑小斑蝥均可，去足翅）。

【用法】斑蝥研粉，取粉适量，以水醋或蜂蜜调为糊状（不宜太稀，以免流溢他处）。印堂穴擦洗干净，患者取仰坐位或仰卧位。胶布一小块，中间剪一黄豆粒大小的孔，先贴于印堂穴处，然后将药物直接涂于小孔之内，外以胶布贴盖，24 小时后去掉，1 次不愈者，1 周后重复使用。

【适应证】肺脾气虚，邪滞鼻窍型慢性鼻炎。

【出处】《基层医学论坛》2009，13（1）：50.

（八）熏蒸法

处方 134

鱼腥草、苍耳子、金银花、白芷、川芎、薄荷、辛夷、黄芩各 15g。

【用法】将以上药物放入容器内煎煮 20 分钟，取其热气熏鼻，间断深吸气，将气雾吸入鼻腔内，待无热气蒸发后治疗停止。一般熏 10 分钟，每天 2 次，7 天为 1 个疗程。

【适应证】肺经蕴热，壅塞鼻窍型慢性鼻炎。

【出处】《包头医学》2008，32（3）：158.

（九）烟熏法

处方 135

辛夷。

【用法】将辛夷去梗捣碎如绒状备用，使用时取适量（约 0.1g）用白纸卷成喇叭状或装入烟斗，点燃吸之。烟雾应尽量从鼻腔排出。每日 3~6 支不等，以能耐受为度。每吸 1~2 支（斗）配合穴位按摩 1 次，即右手大拇指与中指在鼻翼两侧的迎香穴按揉 60 次，大约 1 分钟，好转后，每天再坚持按摩 1~2 次。

【适应证】肺脾气虚，邪滞鼻窍型慢性鼻炎。

【出处】《时珍国医国药》2008，19（11）：2803.

二、非药物外治法

（一）耳穴压豆法

处方 136

取穴以内鼻、前列腺、鼻柱穴为主。

【用法】两侧耳穴贴压王不留行药籽，3 天更换 1 次。嘱患者或家属按压药籽，每天 4~6 次。

【适应证】慢性鼻炎。

【出处】《中国针灸》2003，23（2）：106.

（二）按摩法

处方 137

肺俞穴、脾俞穴、印堂穴、百会穴、迎香穴、头维穴、尺泽穴、列缺穴、足三里穴、条口穴、风府穴、风池穴、合谷穴。

【操作】①患者取俯卧位：医者双拇指分别放于脊柱两侧膀胱经第一侧线上，由肺俞至脾俞按揉 5~8 分钟。②患者取仰卧位：医者单拇指由印堂至百会按揉 4~6 遍，然后双手中指按揉迎香及头维穴各 1 分钟，接着双拇指重叠由上而下按揉尺泽至列缺一段每侧 3~5 遍，再以同样的方法按揉足三里至条口一段，每侧 3~5 遍。③患者坐起：点按风府穴，拿双侧风池，点双侧合谷结束。每天按摩 1 次，10 次为 1 个疗程。

【适应证】肺脾气虚，邪滞鼻窍型慢性鼻炎。

【出处】《临床合理用药》2010，3（5）：77.

（三）针灸法

处方 138

双通天、印堂穴、双迎香穴。

【操作】在中药口服的基础上，锋钩针钩割以上穴位，每穴钩割 3~5 下，每周 1 次。用左手食指、中指舒张固定针刺部位皮肤，右手执笔式持针与皮肤呈 75° 将针头刺入皮下。针头刺入后片刻，即可将针体扭正垂直于皮肤，将皮下纤维挑起。行上下提插钩割 3~5 针，此时可听到割断皮下纤维的“吱吱”声。钩割完毕后即可出针，立即用棉球按压针孔，创可贴外贴。1 周为 1 个疗程，治疗 3 周。

【适应证】邪毒久留，血瘀鼻窍型慢性鼻炎。

【出处】《上海针灸杂志》2019，38（5）：529–532.

处方 139

脐针选穴：离位、艮位、兑位；局部选穴：迎香穴（双）和上迎香穴（双）、印堂穴。

【操作】脐针针刺法肚脐常规消毒后，选用直径为 0.25mm，长度为

40mm 的毫针，按照离位、艮位、兑位的顺序依次捻转平刺进针，留针 55 分钟。局部选穴针刺法针刺：局部穴位常规消毒后，选用直径为 0.25mm、长度为 40mm 的毫针，迎香穴、上迎香穴向鼻根部斜刺 0.8mm，印堂穴向鼻尖方向平刺 0.8mm，强刺激捻转提插至得气后（患者自觉鼻部酸沉感），留针 55 分钟。每天 1 次，5 次为 1 个疗程，治疗 3 个疗程。

【适应证】肺脾气虚，邪滞鼻窍型慢性鼻炎。

【出处】《中医研究》2017，30（4）：63-65.

处方 140

蝶腭神经节。

【操作】患者取坐位，术者位于其侧后方，皮肤常规消毒，从颧弓下缘与下颌骨冠状突之间的间隙位置进针，直刺约 55mm，穿过咀嚼肌肌群（咬肌、颞肌、翼内肌、翼外肌），从上颌骨后缘与蝶骨外翼板围合成的翼上颌裂进入蝶腭神经节所在位置——翼腭窝。针刺到蝶腭神经节后患者产生向鼻内明显放射感，有针感后即出针。隔天治疗 1 次，每周治疗 3 次，共治疗 9 次。

【适应证】慢性鼻炎。

【出处】《中国针灸》2013，33（6）：495-496.

综合评按：慢性鼻炎多因正气虚弱，急性鼻炎反复发作，余邪未清而致，接触不洁空气或过用血管收缩剂滴鼻液亦可导致本病发生。本病多与肺、脾二脏功能失调及气滞血瘀有关。中药外治法是慢性鼻炎常用的有效治法。滴鼻法、冲洗法、塞鼻法、涂鼻法、熏蒸法、烟熏法、雾化吸入法、局部注射法均有直接作用鼻腔，消除鼻黏膜炎症，促使充血水肿消散，改善通气的功能，为临床所惯用。其中局部注射法疗效最显著。针灸法、耳穴压豆法、穴位按摩法、穴位贴敷法均通过穴位刺激、经络传导达到活血化瘀、宣通鼻窍之效。慢性鼻炎病变局限于鼻黏膜，预后良好。一般情况下，用外治即可取得明显疗效。如果伴有全身症状比较严重，可酌情配合内服药物。本病若在早期治疗得当，可获痊愈。长期失治，则缠绵难愈，并可引发鼻窦炎、中耳炎、慢性咽喉炎等病。因此还须注意以下几点：①锻炼身体，增强体质，避免受风受凉，积极防治急性鼻炎；②戒除烟酒，注意饮食卫生和环境保护，避免粉尘长期刺激；③避免局部长期使用血管收缩剂滴鼻液，鼻塞重时，不可强行擤鼻，以免邪毒入耳。

第十三节　萎缩性鼻炎

萎缩性鼻炎，是指以鼻内干燥、黏膜萎缩，甚或鼻腔宽大为特征的慢性鼻病。又称臭鼻症、硬化性鼻炎，是一种慢性鼻腔疾患。中医属于“鼻槁”范畴，鼻槁一词，首见于《灵枢·寒热病》，其曰：“皮寒热者，不可附席，毛发焦，鼻槁腊，不得汗。”

1. 临床诊断

（1）病史：可有慢性鼻病、鼻特殊传染病史，或存在有害粉尘、气体长期刺激史。

（2）临床症状：鼻内干燥感，易鼻出血，鼻塞，甚则嗅觉减退或丧失，鼻气腥臭。

（3）辅助检查：鼻腔黏膜干燥、萎缩，鼻甲缩小（尤以下鼻甲为甚），鼻腔宽大，可见大量灰绿色脓痂覆盖。

2. 中医分型

（1）燥邪犯肺型：鼻内干燥，灼热疼痛，涕痂带血，咽痒干咳，舌尖红，苔薄黄少津，脉细数。检查见鼻黏膜充血干燥，或有痂块。

（2）肺阴亏虚型：鼻内干燥较甚，灼热疼痛，同时鼻内肌膜萎缩，嗅觉不灵，鼻痂多，并有黄绿色浊涕，间有血丝涕，特别在干燥季节，症状更加明显，咽干、咽痒，咳嗽，舌质红，苔少，脉细数。

（3）脾气虚弱型：鼻涕腥臭，如浆如酪，或有黄绿色脓痂，鼻窍肌膜萎缩较甚，头重、头痛，食少、腹胀，大便时溏，舌质淡，苔白，脉缓弱。

一、药物外治法

（一）局部注射法

处方 141

丹参注射液。

【用法】丹参注射液行下鼻甲注射，每周 2 次，每次每侧 1~2.5ml。

【适应证】脾气虚弱型萎缩性鼻炎。

【出处】《中医耳鼻喉科学研究杂志》2012，11（2）：58.

处方 142

复方丹参注射液 2ml、鱼腥草注射液 2ml。

【用法】将上述两种针剂抽吸入一针管，共 4ml 备用。先用 2% 地卡因棉片贴敷于双侧下鼻甲上，行表面麻醉，15 分钟后取出。用 5 号齿科针头与下鼻甲游离缘平行由下鼻甲前端刺入黏膜内，注意不要穿破后端黏膜，两侧下鼻甲各注射上述混合液 2ml。拔针后立即塞入棉球止血，约半小时后将棉球取出或擤出。隔天注射 1 次，5 次为一疗程，治疗 1~2 疗程。

【适应证】脾气虚弱型萎缩性鼻炎。

【出处】《实用中医药杂志》2000，16（12）：6.

（二）涂擦法

处方 143

复方木芙蓉涂鼻膏：木芙蓉叶、地榆、冰片、薄荷脑。

【用法】复方木芙蓉涂鼻膏，适量涂于双侧鼻腔内，早晚各 1 次，连用 1 个月，结合鼻腔局部滴用复方麻黄素滴鼻剂及复方薄荷滴鼻剂，每天 3 次，其中复方麻黄素滴鼻剂连用不超过 10 天。

【适应证】燥邪犯肺型萎缩性鼻炎。

【出处】《重庆医学》2013，42（4）：432-433.

处方 144

京万红软膏。

【用法】将其涂抹在鼻腔中的病变黏膜上。在治疗前需要让患者擤鼻，并且使用消毒棉签蘸京万红软膏涂抹在患者病变鼻腔黏膜中，一边涂抹药膏一边可以让患者轻轻地吸鼻，尽量让药膏完全性的粘附在鼻腔黏膜上。每天对患者实施 3 次的治疗，2 个月为一疗程。

【适应证】萎缩性鼻炎。

【出处】《内蒙古中医药》2017，(10)：110–111.

（三）点滴法

处方 145

润舒滴鼻油：炙黄芪、白芷、丹参、麦冬、百合、薄荷、麻油。

【用法】上药加吸收性明胶海绵颗粒调和备用。采取仰卧位，悬头使鼻部低于口咽部，鼻孔朝上，予润舒滴鼻油每侧鼻腔点药 2~3 滴，3~5 分钟后坐起，每天 3 次，连续用药 14 天。

【适应证】肺阴亏虚型萎缩性鼻炎。

【出处】《中国中西医结合耳鼻咽喉科杂志》2019，27（6）：408–411.

处方 146

芦根 30g，冬瓜仁 30g，薏苡仁 30g，桃仁 12g，银花 20g，桔梗 12g，黄芩 10g，鱼腥草 30g，红藤 15g，甘草 6g。

【用法】上药煎汤，患者取仰卧位，头悬于床外，鼻孔向上，双鼻腔灌入药液约 20ml，浸泡 20 分钟，每日早晚各 1 次，每剂可用 3 天，药液冷藏保存，用时适当加热。浸泡后适当清理痂皮，每周到医院检查 1 次，同时清理鼻腔痂皮，如有少量鼻出血可不必处理，量多者适当以明胶海绵堵塞。30 天为 1 个疗程。

【适应证】脾气虚弱型萎缩性鼻炎。

【注意事项】勿挖鼻、用力擤鼻，适当增加营养，清淡饮食。

【出处】《实用中医药杂志》2010，26（10）：688.

（四）吹药法

处方 147

红升丹 6g，黄柏 15g，明雄黄 6g，樟脑 6g，荜茇 15g。

【用法】上药共研极细末，瓶贮密封。用时以少许吹鼻，吹药后流出少许眼泪、鼻涕，即感到鼻内畅通，非常舒适。每天 1~2 次，3 天为 1 疗程，每个疗程间隔 2 天。

【适应证】萎缩性鼻炎。

【出处】韩家驹主编 . 中医外治方药手册［M］. 西安：陕西科学技术出版社，1990.02.

（五）塞鼻法

处方 148

当归注射液 8ml、黄芪注射液 8ml、丹参注射液 8ml、穿心莲注射液 8ml、鱼肝油 20ml、蜂蜜 30ml。

【用法】取一个 100ml 注射用的空瓶，先用 75%酒精 30ml 消毒，放置 2 分钟后，将酒精倒出晾干，再将上述诸药与鱼肝油、蜂蜜共纳入瓶中，调成稀糊状即成。将消毒纱布制成小条状，根据患者的鼻腔大小而定，再将细纱布条浸于药糊膏中 3~5 分钟，使之充分浸透，然后用镊子慢慢放入下鼻道中，使纱条填实鼻腔，或自己也可用棉签送药布条入鼻腔，使之充分填塞填实，一次只填 1 个鼻孔，时间坚持 1~2 小时后取出，2 个鼻孔交替使用，每天 1~2 次，10 天为 1 疗程，并配合中药口服。

【适应证】萎缩性鼻炎。

【出处】《新疆中医药》2008，26（6）：23-24.

处方 149

生肌玉红膏：当归、白蜡各 5 份，白芷 1.2 份，紫草 0.5 份，甘草 3 份，轻粉、血竭各 1 份，麻油 40 份。

【用法】制法：白芷、当归、紫草浸入麻油 3 天，放锅内熬至药枯，去渣，将油再熬至滴水成珠，入血竭化尽，次入白蜡，微火化开，待冷，后研细轻粉，搅匀备用。将制好的生肌玉红膏适量平摊于消毒备用的长约8cm，宽4cm的凡士林油纱片上，备用。待鼻腔脓痂清理干净后，将此油纱片（单层）贴敷包裹于萎缩之中鼻甲、下鼻甲黏膜表面，若鼻中隔黏膜萎缩较重，亦可贴敷在鼻中隔黏膜表面。15天为1疗程，连续用药3个疗程，并配合中药口服治疗。

【适应证】萎缩性鼻炎。

【出处】《时珍国医国药》2007，18（9）：2170–2171.

处方 150

白芷20g，防风20g，麻黄50g，细辛50g，辛夷50g，苍耳子50g，冰片、樟脑、香油适量。

【用法】先将白芷、防风、麻黄、细辛、辛夷、苍耳子放入砂锅内，加水1000ml浸泡30分钟后，武火急煎至200ml。在滤过的药液内加入冰片、樟脑、香油拌匀，瓶装备用。用时将消毒棉球放在药液内浸泡后用以塞鼻，连用7天。

【适应证】萎缩性鼻炎。

【出处】《中国民间疗法》2004，12（5）：38.

（六）熏蒸法

处方 151

通窍方：蝉蜕、防风、石膏、苍耳子、鹅不食草、辛夷、细辛、黄芩、薄荷、乌梅各10g。

【用法】通窍方，水煎后熏鼻，每次15分钟，每天3次，10天为1疗程，连续2~3疗程。

【适应证】燥邪犯肺型萎缩性鼻炎。

【出处】《河北中医药学报》2012，27（1）：31.

（七）超声雾化吸入法

处方 152

清燥救肺汤吸入剂：桑叶10g，石膏30g，阿胶10g，麦冬10g，胡麻仁

15g，甘草 6g，杏仁 10g，党参 10g，枇杷叶 10g，若有鼻出血者加丹皮 10g，有咽痛者加石斛 10g。

【用法】上药水煎，冷滤后浓缩，沉淀 24 小时，取上清液装入 50ml 玻璃瓶中，灭菌备用。将清燥救肺汤吸入剂 50ml 倒入医用超声雾化吸入器药杯中，将鼻喷头置入鼻孔内，经鼻吸入雾化药物微粒，每天 1 次，每次 20 分钟，10 次为 1 个疗程，治疗 1~5 个疗程。

【适应证】肺阴亏虚型萎缩性鼻炎。

【出处】《实用中西医结合临床》2007，7（6）：63.

处方 153

沙麦雾化吸入剂：沙参、麦冬、金银花、菊花、鱼腥草、红花、丹参等。

【用法】上药水煎，冷滤后浓缩，沉淀 24 小时，取上清液，分装成 50ml 装入玻璃瓶中，灭菌备用。将沙麦雾化吸入剂 50ml 倒入超声雾化吸入器药杯中，将鼻喷头置入鼻孔内，经鼻吸入雾化药物微粒，每天 1 次，每次 20 分钟，换对侧鼻腔。10 次为 1 疗程，治疗一般为 1~5 个疗程。

【适应证】肺阴亏虚型萎缩性鼻炎。

【出处】《成都中医药大学学报》2005，28（4）：18-19.

处方 154

辛夷、苍耳子、白芷、川芎、防风、黄芩、桔梗、鱼腥草、茯苓、藿香各 100g，薄荷、细辛、甘草各 30g。

【用法】上药共研成粗末混匀，制成泡剂，每袋 10g。使用前先将药剂煮沸后，置入雾化机雾化后以鼻吸入，每次 15~20 分钟，每天 1~2 次，10 天为 1 个疗程。

【适应证】萎缩性鼻炎。

【出处】《现代中西医结合杂志》2002，11（12）：1097.

二、非药物外治法

（一）艾灸法

处方155

艾条。

【操作】取艾条一根，用火点燃。将其置于距患者鼻孔约3cm处，燃端对准鼻孔。让患者将艾烟慢慢吸入，连续熏30分钟。每天2次，10天为1个疗程。

【适应证】萎缩性鼻炎。

【出处】《中国民间疗法》2002，10（11）：24.

（二）鼻模治疗法

处方156

自凝牙托水及自凝牙托粉。

【操作】首先用0.9%生理盐水清洗鼻前庭，用小块凡士林纱条填塞鼻阈处，取适量的藻酸盐印模材取鼻前庭印模，取出凡士林纱条，用鼻前庭印模灌制石膏模型，然后用自凝塑胶（自凝牙托水及自凝牙托粉）制作鼻前庭模，在鼻前庭模中央各挖一直径为2~5mm之圆孔，单侧鼻腔萎缩者，可将健侧孔挖大，能正常呼吸。制作过程为2小时。患者佩戴时能随时取下，清洗鼻腔及鼻模。

【适应证】萎缩性鼻炎。

【出处】《中国误诊学杂志》2009，9（11）：2749.

综合评按：萎缩性鼻炎西医对其病因尚未明确，目前仍无有效疗法。中医认为本病病因与燥邪、阴虚、气虚等有关。病机主要是津伤而致鼻窍失养。局部药物注射法、涂擦法、点滴法、吹药法、塞鼻法、熏蒸法、超声雾化等，都是通过药物刺激鼻腔黏膜，促进鼻内血液循环，达到改善症状的目的。应该强调的是，点滴法中鼻腔灌洗对于本病治疗大有裨益，它可以清除鼻内痂皮及脓涕，滋润鼻内肌膜，促进鼻内血脉流通，从而改善症状。上述方法疗效明显，操作简便，费用相对低廉。此外，艾灸法通过热效应，可改善鼻腔血液循环，对本病亦有一定疗效。鼻膜治疗法是口腔科与耳鼻喉科的结合产物，佩戴方便，对提高患者生活质量颇为有益。以上诸法均可供临床选用。单纯内服药物治疗本病，效果不理想，而内、外兼治临床疗效明显提高。本病一般病程长，缠绵难愈。部分患者可并发喉痹、耳鸣及听力减退。年幼患病，长期不愈者，可致外鼻畸形。因此还须注意以下几点。①保持鼻腔清洁湿润，及时清除积留涕痂。②禁用血管收缩剂滴鼻。③加强营养，多食蔬菜、水果、动物肝脏及豆类食品，忌辛辣炙煿燥热之物，戒烟酒。④积极防治各种鼻病及全身性慢性疾病。⑤加强卫生管理，注意劳动保护，改善生活与工作环境，减少粉尘吸入，在高温、粉尘多的环境，要采取降温、除尘通风、湿润空气等措施。

第十四节　过敏性鼻炎

过敏性鼻炎，是指以突然和反复发作的鼻痒、打喷嚏、流清涕、鼻塞等为主要特征的鼻病。又称变态反应性鼻炎，为机体对某些过敏源（亦称过敏原）敏感性增高而呈现以鼻腔黏膜病变为主的Ⅰ型超敏反应，并常伴发过敏性鼻窦炎。本病为临床上较常见和多发的疾病，有常年性发作和季节性发作两型。中医属于“鼻鼽”范畴，鼻鼽病名，首见于《内经》，如《素问·脉解》云：“所谓客孙脉则头痛、鼻鼽、腹肿者，阳明并于上，上者则其孙络太阴也，故头痛、鼻鼽、腹肿也。”

1. 临床诊断

（1）病史：部分患者有过敏史及家族史。

（2）临床症状：本病发作时主要表现为鼻痒、喷嚏频频、清涕如水、鼻塞，呈阵发性，具有突然发作和反复发作的特点。

（3）辅助检查：在发作期鼻黏膜多为灰白或淡蓝色，亦可充血色红，鼻甲肥大，鼻腔有较多水样分泌物。鼻腔分泌物涂片查出较多嗜酸性细胞和肥大细胞。在发病间歇期以上特征不明显。

2. 中医分型

（1）肺气虚寒，卫表不固型：鼻塞、鼻痒，喷嚏频频，清涕如水，嗅觉减退，畏风怕冷，自汗，气短懒言，语声低怯，面色苍白，或咳嗽痰稀，舌质淡，舌苔薄白，脉虚弱。检查见下鼻甲肿大光滑，鼻黏膜淡白或灰白，鼻道可见水样分泌物。

（2）脾气虚弱，清阳不升型：鼻塞、鼻痒，清涕连连，喷嚏突发，面色萎黄无华，消瘦，食少纳呆，腹胀便溏，四肢倦怠乏力，少气懒言，舌淡胖，边有齿痕，苔薄白，脉弱无力。检查见下鼻甲肿大光滑，黏膜淡白，或灰白，有水样分泌物。

（3）肾阳不足，温煦失职型：鼻塞、鼻痒，喷嚏频频，清涕长流，面色苍白，形寒肢冷，腰膝酸软，神疲倦怠，小便清长，或见遗精早泄，舌质淡，苔白，脉沉细无力。检查可见下鼻甲肿大光滑，黏膜淡白，鼻道有水样分泌物。

（4）肺经伏热，上犯鼻窍型：鼻痒、鼻塞喷嚏频作，流清涕，常在闷热天气发作，全身或见咳嗽，咽痒，口干烦热，舌质红，苔白或黄，脉数。检查见鼻腔黏膜色红或暗红，鼻甲肿胀。

一、药物外治法

（一）塞鼻法

处方 157

细辛、苍耳子、辛夷花、白芷、薄荷、冰片各等份。

【用法】上药焙干研末，装瓶备用。用消毒棉球蘸取药末轻轻塞于鼻腔深处，两鼻交替用药，每天 3~5 次，以出现多次喷嚏为佳，连续用药 4 周。同时将以上药末加入适量醋，做成黄豆大小的药丸，每晚用胶布固定于迎香穴（双侧）、印堂穴。

【适应证】肺气虚寒，卫表不固型过敏性鼻炎。

【出处】《实用中西医结合临床》2010，10（3）：32.

（二）点滴法

处方 158

姜制滴鼻液：生姜、青黛、黄芪。

【用法】生姜水蒸馏提取有效成分，辅以青黛、黄芪乙醇提取成分制成。予姜制滴鼻液进行治疗，每天 6 次，两侧同时滴用，每次用量 0.5~1ml，20 天为 1 个疗程。

【适应证】肺气虚寒，卫表不固型过敏性鼻炎。

【出处】《中国临床新医学》2013，6（6）：571–572.

处方 159

鼻清灵合剂：鱼腥草、黄芩、荆芥、苍耳子、川芎、石菖蒲、茯苓各 10g。

【用法】将上药制成粉末混合后，加入 500ml 生理盐水中搅匀，使用时每次取 50ml，进行鼻腔灌洗。患者取平卧位，肩齐床沿，头后仰 45 度，取大小合适的橡皮吸引头（接吸引器），置于一侧前鼻孔，另一侧鼻腔缓慢将药液灌入，利用负压作用，使药液通过鼻咽腔从接吸引头侧鼻腔吸出，两侧交替进行，结束一次治疗。每天 1 次，疗程 3 周。

【适应证】过敏性鼻炎。

【出处】《浙江中西医结合杂志》2011，21（11）：804–806.

（三）吹粉法

处方 160

白芷、川芎、细辛、辛夷。

【用法】将上药研成细粉，过 120 目筛，将细粉装入瓶内备用。用鼻吸入或将药末吹入鼻腔，每天 3 次，每次 0.1g，10 天 1 疗程。

【适应证】过敏性鼻炎。

【注意事项】初次使用，鼻腔有轻微痛感且清稀鼻涕增多，约 10 分钟后缓解，用几次即可适应。

【出处】王士贞等主编 . 中医耳鼻咽喉科学［M］. 北京：中国中医药出

版社，2003.01.

（四）薄贴法

处方 161

脱敏灵膏：白芥子、延胡索、甘遂、丁香、白芷、冰片。

【用法】取穴：大椎、肺俞（双）、肾俞（双）、膻中。将所选穴位部分的皮肤用 75% 乙醇棉球消毒，然后将脱敏灵膏固定于穴位上，每 3 天换 1 次，连续 10 次为 1 疗程。

【适应证】肾阳不足，温煦失职型过敏性鼻炎。

【出处】《新中医》2011，43（6）：119-120.

处方 162

麻黄、细辛、白芥子、辛夷、新鲜姜汁。

【用法】上药打粉备用，用新鲜姜汁将上药粉调成糊状制成直径约 2cm 的圆饼，贴敷前先在穴位上按摩 1~5 分钟，以微微发红为宜，贴药部位为患者脊椎旁开的大椎、肺俞、膏肓、内关等特定穴位，后用医用胶固定，贴敷选每伏的前 1 天进行，贴敷时间为 2 小时，以产生麻、胀、热感为佳，治疗 3 次为 1 个疗程，连续 2~3 疗程。

【适应证】肺气虚寒，卫表不固型过敏性鼻炎。

【注意事项】贴敷期间忌食生冷、辛辣、油腻的食物及鱼虾等发物。

【出处】《现代中西医结合杂志》2011，20（23）：2898.

（五）发疱法

处方 163

斑蝥（南方大斑蝥或黄黑小斑蝥均可去足翅）适量。

【用法】斑蝥研细末，瓶贮备用。用时取粉适量，以水，醋或蜂蜜调成糊状（不宜太稀，以免流溢）。患者仰坐或仰卧，用胶布一小块，中间剪一黄豆粒大小的孔，先贴于印堂穴，然后将药直接涂于小孔之内，外以胶布贴盖，24 小时后去掉，一次不愈者，1 周后重复使用。3 次 1 疗程。

【适应证】肺气虚寒，卫表不固型过敏性鼻炎。

【注意事项】贴敷期间忌食生冷、辛辣、油腻的食物及鱼虾等发物。

【出处】王士贞等主编．中医耳鼻咽喉科学［M］．北京：中国中医药出版社，2003.01.

（六）穴位注射法

处方 164

丹参注射液。

【用法】取丹参注射液注射于迎香、合谷、风池穴，每次 1 穴（双侧），每穴 0.5~1ml。每 3 天 1 次，10 次为 1 疗程。

【适应证】过敏性鼻炎。

【出处】王士贞等主编．中医耳鼻咽喉科学［M］．北京：中国中医药出版社，2003.01.

（七）药枕法

处方 165

通窍鼻炎枕：金银花、菊花、野菊花、苍耳子、辛夷、蝉蜕、薄荷、藿香、佩兰、石菖蒲、白芷、羌活等。

【用法】上药混匀装入枕头内，每晚当睡枕使用（且需保证每次实际使用 6 小时以上），疗程为 4 周。

【适应证】肺气虚寒，卫表不固型过敏性鼻炎。

【出处】《中医临床研究》2018，10（25）：59-61.

（八）超声雾化吸入法

处方 166

敏鼻康：生黄芪 15g，白芍、白术、防风、柴胡、苍耳子、蝉蜕各 10g，辛夷花 8g，五味子、甘草各 5g。

【用法】诸药水煎，待药液置凉，用 10 层无菌纱布过滤药液 200ml 灌入无菌瓶中待用。每次取药液 30ml 加入超声雾化吸入器中，雾化时应尽量深呼吸，使雾化的药物充分进入鼻腔内，吸入时间每次 20 分钟，每天 2 次，7 天为 1 个疗程。

【适应证】脾气虚弱，清阳不升型过敏性鼻炎。

【注意事项】避免接触花粉、粉尘，戒烟酒。用冷水洗脸，多做户外运动。

【出处】《中国中医急症》2009，18（6）：992.

二、非药物外治法

（一）隔姜灸法

处方 167

艾炷、新鲜生姜。

【用法】将艾绒搓成高 1cm、直径 1cm 圆锥形艾炷，将新鲜生姜切成直径 3cm、厚 0.5cm 姜片并用针均匀刺十几个小孔。患者取俯卧位，将姜片置于命门穴处，取艾炷点燃放在姜片中心施灸，若患者有灼痛感可将姜片提起，使之离开皮肤片刻，旋即放下，再行灸治，反复进行。每 3~4 壮即更换姜片继续灸之，每次灸 10~12 壮。每天 1 次，10 次为 1 个疗程，每疗程间隔 2 天。

【适应证】肾阳不足，温煦失职型过敏性鼻炎。

【出处】《上海针灸杂志》2011，30（6）：394.

（二）耳穴压豆法

处方 168

耳穴：神门、内分泌、肺、内鼻、肾、脾穴。

【用法】取耳穴神门、内分泌、肺、内鼻、肾、脾。用王不留行籽常规方法贴于选择的穴位上，要求有痛感，嘱患者每天压 3~5 次，每次约 5 分钟，压完后耳朵发热，外表发红为度。隔日换对侧耳，同时去掉旧的，10 天为 1 疗程。

【适应证】过敏性鼻炎。

【出处】王士贞等主编 . 中医耳鼻咽喉科学［M］. 北京：中国中医药出版社，2003.01.

（三）针灸法

处方 169

蝶腭神经节。

【操作】患者取卧位，术者站于针刺一侧，皮肤常规消毒，选用 0.35mm × 60.00mm 不锈钢针。首先找到颧颞结节（颧骨弓下沿，相当于颞骨颧突和颧骨颞突合缝线部位稍显膨大处），然后以左手食指在此结节的稍后方向上轻轻按压，就可触摸到颧骨弓一弯向前上方的最高点，用左手食指尖轻轻将该处皮肤向下按压 1~2mm，使其离开颧骨弓下沿，露出进针的缝隙，然后右手拇指、食指持针（在做这些动作前，都应保证做到绝对消毒），把针尖对准放在左手指甲尖中央的前上方，把针尖先刺进皮肤，再调整针身方向，瞄准前上方蝶腭神经节所在的位置，经翼腭窝，徐徐送入约 55mm，当患者感觉面部发麻或放电样感觉，鼻通气可立即改善时，即为刺中了蝶腭神经节。不留针，每次治疗一侧。每周治疗 1 次，连续治疗 4 周。

【适应证】过敏性鼻炎。

【出处】《浙江中医杂志》2018，53（9）：679.

处方 170

双侧合谷穴、风池穴、外关穴、上星穴、印堂穴、上迎香穴、迎香穴、足三里穴。

【操作】迎香穴使用 0.3 × 40mm 的毫针，在鼻翼外缘中点鼻唇沟中取穴，然后项内上方斜刺，与面部呈 60 度角，夹角进针 10mm，采用提插捻转补法，鼻中产生酸胀欲泪之感。外关穴和风池穴采用提插捻转法，其他腧穴采用提插捻转补法，得气后保持 30 分钟留针。然后在针柄位置加用 1.5cm 直径、2cm 长度的艾炷，迎香穴得气留针后，在面部覆盖阻燃纸，将艾炷点燃，使其自行燃尽，每次使用 1 壮。足三里穴采用与迎香穴相同的操作方法，每次使用 2 壮。连续治疗 2 个月为 1 个疗程。

【适应证】肺气虚寒，卫表不固型过敏性鼻炎。

【出处】《云南中医中药杂志》2018，38（3）：63-65.

（四）蜂针疗法

处方 171

足三里、曲池、肺俞。

【操作】初诊患者首先在一侧足三里穴做蜂毒皮肤试验：局部皮肤常规消毒后，取 1 只中华蜜蜂直接蜇刺在穴位上，并立即将蜂针拔出，15 分钟后观察反应情况，局部红肿直径小于 5cm，无全身反应者为蜂针皮试阴性，可接受本法治疗。每次交替 2 穴，每穴用 1 只蜜蜂针刺。每周治疗 2 次，4 次为 1 疗程，连续治疗 2 疗程，共 4 周。

【适应证】肺气虚寒，卫表不固型过敏性鼻炎。

【出处】《新中医》2014，46（8）：159-160.

（五）拔罐法

处方 172

大椎、风门、肺俞、膏肓、脾俞、肾俞。

【操作】先采用穴位刮拭和循经刮拭相结合的刮痧手法，对手阳明大肠经、督脉和足太阳膀胱经进行刮拭后。嘱患者采用反骑坐位，暴露颈背部皮肤。用闪火法迅速拔罐，并留罐 15 分钟。起罐后，要观察所拔部位皮肤情况。治疗每周 1 次，4 次为 1 疗程，共治疗 1 个疗程。

【适应证】肺气虚寒，卫表不固型过敏性鼻炎。

【出处】《南京中医药大学学报》2016，32（6）：537-539.

处方 173

大椎穴、双侧肺俞穴。

【操作】用止血钳夹好棉球，然后在 95% 的酒精中蘸一下，挤干（防止酒精滴落到皮肤上），点燃，在中号玻璃罐内闪一下，迅速把火罐罩在大椎穴上拔一下，同样用上述方法迅速拔在双侧肺俞穴上，根据患者皮肤情况，留罐 15 分钟。预防性治疗隔天 1 次，7 次为 1 疗程；发作期治疗立即见效，每天 1 次。

【适应证】肺气虚寒，卫表不固型过敏性鼻炎。

【出处】《社区医学杂志》2011，9（1）：46.

（六）穴位埋线法

处方174

印堂、迎香、大椎、合谷、列缺、足三里、肺俞；脾虚者加脾俞，肾虚者加肾俞。

【操作】将2–0号羊肠线剪成0.5~1cm长度，浸泡于75%乙醇内备用。常规消毒穴位局部皮肤，镊取一段备用羊肠线，穿入9号腰穿针针管内，左手拇指、食指绷紧或捏起进针部位皮肤，右手持针，刺入到所需的深度；当出现针感后，边推针芯边退针，将羊肠线埋植在穴位的皮下组织或肌肉层内，快速拔针压迫针眼，用创可贴保护针眼24小时。经15~20天埋线1次，3次为1个疗程，治疗2个疗程。

【适应证】过敏性鼻炎。

【出处】《光明中医》2011，26（6）：1195.

综合评按：过敏性鼻炎，多由脏腑虚损，正气不足，腠理疏松，卫表不固，风邪、寒邪或异气侵袭，寒邪束于皮毛，阳气无从泄越，故喷而上出为嚏。中药外治法在过敏性鼻炎的防治过程中起着重要作用。塞鼻法、吹粉法、点滴法、雾化吸入法均为药物直接作用于病变部位（鼻黏膜），活血化瘀、利湿通窍效果很快显现，尤其是点滴法和塞鼻法，简便经济，患者乐于接受，疗效显著，无副作用，值得推广使用。余如薄贴法、发疱法、隔姜灸法、耳穴压豆法、针灸法、蜂针法、拔罐法、穴位埋线法、穴位注射法和药枕法，均通过经络传导，起到生发阳气，宣通鼻窍之功效，尤其药枕治疗法，既可以通过药物作用于头颈部的皮肤、孔窍、经络腧穴，也可以其独特的芳香气味直接作用于鼻腔及鼻部黏膜，安全有效，价格低廉，且无明显毒副作用，易于病患接受。过敏性鼻炎的复发始终未得到解决，研制新的外治方法和药物，并配合内服疗法，多途径改变患者机体的过敏状态，仍是今后的主攻方向。本病经积极防治，可控制症状，但容易反复。部分患者可并发鼻窦炎、鼻息肉、哮喘等疾病。因此还须注意以下几点。①保持环境清洁卫生，避免或减少粉尘、花粉等之刺激。②有过敏史之患者，应避免接触或服用易引起机体过敏反应之食物、药物，如鱼虾、海鲜、羽毛、兽毛、蚕丝等。③注意锻炼身体，增强体质。

第十五节 鼻窦炎

鼻窦炎，是指以鼻流浊涕、量多不止为主要特征的鼻病。临床上常伴有头痛、鼻塞、嗅觉减退等症状，是由于某种致病因素引起鼻窦发生炎症。中医属于“鼻渊”范畴，本病有虚证与实证之分，实证起病急，病程短；虚证病程长，缠绵难愈。鼻渊病名，最早见于《内经》，如《素问·气厥论》:“胆移热于脑，则辛频鼻渊。鼻渊者，浊涕下不止也。”

1. 临床诊断

（1）病史：可有伤风鼻塞病史。

（2）临床症状：本病以脓涕量多为主要症状，常同时伴有鼻塞及嗅觉减退，症状可局限于一侧，也可双侧同时发生，部分患者可伴有明显的头痛，头痛的部位常局限于前额、鼻根部或颌面部、头顶部等，并有一定的规律性。

（3）辅助检查：①鼻黏膜充血肿胀，尤以中鼻甲及中鼻道为甚，中鼻甲肥大或呈息肉样变，中鼻道、嗅沟、下鼻道或后鼻孔可见脓涕。前额部、颌面部或鼻根部可有红肿及压痛。②鼻窦 X 线或 CT 检查常显示窦腔模糊、密度增高及混浊，或可见液平面。③上颌窦穿刺冲洗可了解窦内有无脓液及其性质、量、气味等，但此项检查需在患者无发热，全身症状基本消失的情况下施行。

2. 中医分型

（1）肺经风热型：鼻塞，鼻涕量多而白或黄稠，嗅觉减退，头痛，可兼有发热恶风，汗出，或咳嗽，痰多，舌质红，舌苔薄白，脉浮数。检查见鼻黏膜充血肿胀，尤以中鼻甲为甚，中鼻道或嗅沟可见黏性或脓性分泌物，头额、眉棱骨或颌面部叩痛，或压痛。

（2）胆腑郁热型：鼻涕浓浊，量多，色黄或黄绿，或有腥臭味，鼻塞，嗅觉减退，头痛剧烈，可兼有烦躁易怒、口苦、咽干、耳鸣耳聋、寐少梦多、小便黄赤等全身症状，舌质红，舌苔黄或腻，脉弦数。检查见鼻黏膜充血肿胀，中鼻道、嗅沟或鼻底可见有黏性或脓性分泌物潴留，头额、眉棱骨或颌面部可有叩痛或压痛。

（3）脾胃湿热型：鼻塞重而持续，鼻涕黄浊而量多，嗅觉减退，头昏闷，或头重胀，倦怠乏力，胸脘痞闷，纳呆食少，小便黄赤，舌质红，苔黄腻，脉滑数。检查见鼻黏膜红肿，尤以肿胀更甚，中鼻道、嗅沟或鼻底见黏性或脓性分泌物，颌面、额头或眉棱骨压痛。

（4）肺气虚寒型：鼻塞或重或轻，鼻涕黏白，稍遇风冷则鼻塞加重，鼻涕增多，喷嚏时作，嗅觉减退，头昏、头胀，气短乏力，语声低微，面色苍白，自汗畏风寒，咳嗽痰多，舌质淡，苔薄白，脉缓弱。检查见鼻黏膜淡红肿胀，中鼻甲肥大或息肉样变，中鼻道可见黏性分泌物。

（5）脾气虚弱型：鼻涕白粘或黄稠，量多，嗅觉减退，鼻塞较重，食少纳呆，腹胀便溏，脘腹胀满，肢困乏力，面色萎黄，头昏重，或头闷胀。舌淡胖，苔薄白，脉细弱。检查见鼻黏膜淡红，中鼻甲肥大或息肉样变，中鼻道、嗅沟或鼻底见黏性或脓性分泌物潴留。

一、药物外治法

（一）点滴法

处方 175

复方鱼鹅滴鼻剂：鱼腥草、鹅不食草、鸭趾草、马齿苋、辛夷花等。

【用法】上药配制成每支10ml，含生药5g的复方鱼鹅滴鼻剂。滴药时头尽量向后仰，后垂使鼻孔朝天，将药液滴入患侧或双侧，每侧1~2滴，滴后轻捏鼻翼数次，休息5分钟再起来，使药液充分与鼻腔黏膜接触。每天2~3次，7天为1疗程。

【适应证】鼻窦炎。

【出处】《中医耳鼻喉科学研究杂志》2014，13（2）：46.

处方 176

辛芷气雾剂：辛夷、白芷、薄荷、麻黄、苍耳子、金银花、鱼腥草、黄芩等。

【用法】根据以上药味有效部位的理化性质，采用水提醇沉法及挥发油提取工艺制成浓度为每毫升 1g 生药的药液，定量装入气雾剂瓶内，充入抛射剂（压缩空气，$10kg/cm^2$），包装成 50 毫升 / 支。采用辛芷气雾剂喷鼻每次 50μl，每天 3 次，连续 7 天为 1 疗程，连续用药 2 个疗程。

【适应证】肺经风热型鼻窦炎。

【出处】《陕西中医》2010，31（12）：1625-1626.

处方 177

华蟾素滴鼻液。

【用法】华蟾素注射液与蒸馏水 1 ∶ 1 配置成华蟾素滴鼻液，每天用药 2 次，每次每侧用药 1~2 滴。

【适应证】鼻窦炎。

【注意事项】本法为辅助疗法，须配合内治法。

【出处】《新中医》2013，45（12）：117-119.

（二）塞鼻法

处方 178

黄油膏（黄芩、地榆、紫草），鼻腔洗剂（鱼腥草、黄芩、黄芪、荆芥等）。

【用法】术后鼻腔填塞浸有黄油膏的棉纱，配合术后常规用药。术后第 2 天拔除鼻腔填塞物，术后第 5 天以鼻腔洗剂 1 袋（5g）溶于 500ml 生理盐水进行鼻腔冲洗。

【适应证】鼻窦炎术后。

【出处】《中国中医药信息杂志》2004，13（6）：8.

（三）雾化吸入法

处方 179

鼻炎水：白芷、辛夷、鹅不食草、细辛、鲜大叶桉、菊花、连翘。

【用法】上药采用现代工艺制成中药药液，将鼻炎水药液 20ml 放入超声雾化吸入杯内，双侧鼻孔对准雾化管口，嘱患者做深呼吸。每天 1 次，每次 15 分钟。5 天为 1 个疗程，治疗 2 个疗程。第 1 个疗程完成后间歇休息 2 天，再行下 1 疗程治疗。

【适应证】鼻窦炎。

【出处】《光明中医》2013，28（6）：1148–1149.

处方 180

苍耳子 10g，辛夷 15g，菊花 20g，白芷 20g，薄荷 15g，黄芩 10g，连翘 20g，桔梗 10g，荆芥 10g，防风 8g，甘草 6g。

【用法】在口服药物治疗基础上，上药经中药煎药机煎煮 1 小时，反复过滤并取其上清液，将煎液装入无菌瓶中冷却后行超声雾化经鼻吸入，每次 20ml，每次 20 分钟，每天 1 次。7 天为 1 个疗程，共治疗 3 个疗程。

【适应证】肺经风热型鼻窦炎。

【出处】《中医研究》2014，27（5）：29–30.

处方 181

黄芩、茯苓各 20g，苍耳子、白芷、泽泻、夏枯草各 15g，薏苡仁、蒲公英各 10g，薄荷 8g，石菖蒲、桔梗各 6g。

【用法】在手术治疗的基础上，上药以水煎取汁 200ml 后取过滤液装入杯中。利用雾化吸入治疗仪行雾化吸入治疗，将吸入罩喷气孔对准鼻孔，患者将药液从鼻腔吸入，每次 10 分钟，第一周每天 1 次，从第 2 周开始每 2 天雾化 1 次，第 3 周开始每 3 天雾化 1 次，持续治疗 1 个月。

【适应证】鼻窦炎。

【出处】《河南医学研究》2019，28（4）：716–718.

处方 182

金银花 64g，野菊花、鱼腥草各 48g，薄荷 32g，黄芩 16g。

【用法】在手术治疗基础上，先用前 4 味提取蒸馏液，将药渣与黄芩同煎，药汁浓缩提取后，与蒸馏液混匀加灭菌蒸馏水至 1000ml 即成雾化液。予中药雾化液经超声雾化喷雾吸入鼻腔。每天 2 次，每次 20 分钟，每次取中药制剂 20ml，治疗 3 个月。

【适应证】肺经风热型鼻窦炎。

【出处】《浙江中医杂志》2012，47（3）：174.

（四）吹药法

处方 183

苍耳散：苍耳子、白芷、辛夷、薄荷各等份。

【用法】上药研极细粉末，加冰片少许混匀，每次取1g吹鼻，每天3次。一般 7 天为 1 个疗程，连用 1~4 个疗程。

【适应证】肺气虚寒型鼻窦炎。

【注意事项】吹药时可口含水以防药物灌入气道；吹药后若鼻腔内发干，可涂芝麻油以润之，吹鼻药物皆有刺激性，若用后病情加重则应停用。

【出处】《临床合理用药》2013，6（2）：57-58.

处方 184

苍耳子 5g，辛夷 2g，白芷 2g，菊花 2g。

【用法】上药晒干，研成细粉末，每晚取少量吹入或置入双侧鼻孔中，留置 1 夜，第 2 天清晨洗出。在用药过程中，鼻腔可能有些许不适感，可用口腔呼吸。通过观察，用药 1 次就明显显效，流涕、鼻塞减轻，头痛胀感减轻，继续用药 2~3 次。

【适应证】肺经风热型鼻窦炎。

【出处】《吉林医药学院学报》2007，28（2）：108.

处方 185

鱼冰散：煅鱼脑石粉 3g，冰片 1g。

【用法】上药共研细末，用生理盐水拭净鼻腔，然后取药末 4g 用吸管吹入鼻腔，每天 2 次。6 天为 1 个疗程，应用 3 个疗程。

【适应证】鼻窦炎。

【出处】《中国民间疗法》2005，13（10）：28.

（五）熏蒸法

处方 186

逐渊汤：藿香 9g，陈皮 9g，生黄芪 30g，薏苡仁 30g，天花粉 12g，皂角刺 12g，丹皮 9g，重楼 12g，桔梗 4.5g，甘草 3g。

【用法】在中药内服基础上，将上药置于水中浸泡 30 分钟后加水煎煮，浓缩至 700ml，滤药汁后放入准备好的中药熏蒸容器中。患者取坐位，并用纱布清洁面部皮肤，容器电源预热后将熏蒸器鼻罩对准患者鼻部，将药温控制在 37~42℃。熏蒸时间为每次 15 分钟，每天 1 次。

【适应证】脾气虚弱型鼻窦炎。

【出处】《临床耳鼻咽喉头颈外科杂志》2020，34（1）：5-9.

处方 187

鱼腥草、金银花、白芷、川芎、薄荷、辛夷、黄芩、赤芍等。

【用法】将上药物放入容器内煎煮 20 分钟，取其热气熏鼻，间断深吸气，将气雾吸入鼻腔内。一般每次熏 10 分钟，每天 2 次，7 天为 1 个疗程。

【适应证】肺气虚寒型鼻窦炎。

【出处】《陕西中医》2013，34（2）：196-197.

处方 188

通窍方：蝉蜕、防风、石膏、苍耳子、鹅不食草、辛夷、细辛、黄芩、薄荷、乌梅等。

【用法】上药水煎后熏吸，每次 15 分钟，每天 3 次，10 天为 1 疗程，连续 2~3 个疗程。

【适应证】肺经风热型鼻窦炎。

【出处】《河北中医药学报》2012，27（1）：31.

（六）薄贴法

处方 189

黄芩、柴胡、白芷各 20g，鹅不食草 12g。

【用法】上药加入棉籽油、红丹制成贴敷膏。取胆经穴位风池、完骨、足阴窍、肩井，脾胃湿热者加外关、阳陵泉，鼻塞甚者加上星、迎香，头痛者加合谷、内关，复发者加足三里、阳陵泉。贴敷穴位，每天 1 次，4 周为一疗程。

【适应证】胆腑郁热型鼻窦炎。

【出处】《实用中医药杂志》2010，26（10）：707.

（七）药枕法

处方 190

辛夷、白芷、薄荷、细辛、羌活、藿香等各 10g，冰片 1g。

【用法】在药物口服治疗的基础上，给予通窍散枕用治疗。上药放入粉碎机进行粉碎成粗末，置入 20cm×20cm 大小无纺布材质的小袋中。使用时将小药枕铺平放在枕头的最上面，取其芳香温通鼻窍的作用。每天晚间睡时（晚 21 时 ~ 早 7 时）使用，共 10 天。

【适应证】肺经风热型鼻窦炎。

【出处】《新中医》2014，46（4）：133-135.

处方 191

白芷、辛夷。

【用法】将上药等份装入枕芯，睡时枕之，每天 1~2 次，每天最少用枕时间不得少于 6 小时，10 天为 1 疗程。

【适应证】肺经风热型鼻窦炎。

【出处】贾一江等主编 . 当代中药外治临床大全［M］. 北京：中国中医药出版社，1991.04.

（八）香佩法

处方 192

细辛、牙皂、川芎、白芷、薄荷、苍耳子、辛夷各 3g，麝香 0.3g。

【用法】将前七味药研细末，加麝香拌匀，装入布袋内，带身边时觉嗅闻。3 天为 1 疗程。

【适应证】肺经风热型鼻窦炎。

【出处】贾一江等主编．当代中药外治临床大全［M］．北京：中国中医药出版社，1991.04.

（九）灌肠法

处方 193

连翘、白芍、麻黄、细辛、诃子、白芷、黄连、川芎、丹皮、辛夷、地榆、甘草、黄芪、黄芩。

【用法】上药中药颗粒制剂用 0.9% 氯化钠 100ml 加热完全溶解，当液体温度降至 37℃时，每次按 1ml/kg 给药，最高不超过 30ml/ 次，每天 2 次，连续应用 10 天。嘱患者取仰卧位或侧位，暴露肛门，用注射器连接小号导尿管，导尿管前段涂擦液状石蜡，排气后将导尿管插入肛门 5~10cm，将药液缓慢推入直肠，保持卧位 10 分钟再起身。

【适应证】鼻窦炎。

【出处】《河北医药》2015，37（4）：586–587.

（十）冲洗法

处方 194

紫银洗剂：紫草、金银花、连翘、鹅不食草、苍耳子、辛夷。

【用法】上药水煎去渣、过滤，药液温 37~42℃为宜，置于鼻腔冲洗瓶中，早、中、晚冲洗鼻腔各 1 次，连续治疗 2 个月。

【适应证】肺经风热型鼻窦炎。

【出处】《中医耳鼻喉科学研究杂志》2015，14（1）：24–25.

处方 195

鱼酱排毒合剂：鱼腥草、败酱草、生石膏、苍耳子、辛夷、川芎、白芷、黄芩、皂刺、甘草等。

【用法】上药水煎提纯，以药液盥洗鼻腔，每次 10ml，每天 3 次，连续使用 2 周。

【适应证】胆腑郁热型鼻窦炎。

【出处】《中医耳鼻喉科学研究》2017，16（4）：69–72.

处方 196

龙胆草、川芎、白芷、藿香、菊花、黄芩、甘草、栀子各 10g，泽泻、鱼腥草、当归各 20g，苍耳子、辛夷花各 100g。

【用法】在手术治疗的基础上，上药按比例水煎制成每瓶 500ml 药液。鼻窦炎术后第 5 天开始进行鼻窦冲洗并进行药液灌注，每天 2 次，每次 100ml，持续 2 周。

【适应证】胆腑郁热型鼻窦炎术后。

【出处】《山西中医》2020，36（1）：42-43.

处方 197

黄芪 1000g，当归 200g，桃仁 300g，红花 100g，辛夷 500g，白芷 500g，桔梗 300g，皂角刺 500g，野菊花 200g，薄荷 100g。

【用法】在手术治疗基础上，上药煎煮成浓度为 1∶1 的鼻腔冲洗液 5000ml，在煎煮过程中注意挥发气体的冷凝回收，密封高温灭菌后备用。每 40ml 冲洗液加 200ml 温生理盐水（37℃）稀释后冲洗治疗。

【适应证】肺气虚寒型鼻窦炎术后。

【出处】《中国中西医结合耳鼻咽喉科杂志》2018，26（5）：372-375.

（十一）太乙神针疗法

处方 198

麝香 3g，硫黄、乳香、没药、木香、桂枝、杜仲、枳壳、皂角刺、细辛、川芎、羌活、雄黄、苍术、白芷各 6g。

【用法】将上药研极细末，以艾绒 30g 调和均匀，将细软棉绒 3~4 层平铺于板上，艾绒约 15g，药末约 15g，均匀撒于纸上，卷成长 20cm、直径 3cm 的针管，愈紧愈好，一端以绒绳扎口，一端以牛皮纸封固，制成后再用蛋清涂刷数遍后，阴干，均匀日晒。施灸时，将针在火上燃烧，针须烧透而不可烧焦，待针烧好后，在上星穴位放上布垫，针置布上，使热力由皮肤而达肌腠，药力由经络而达病所。初下针时，须紧按，俟热力高时，即轻提慢按，如患者感觉热力过高，则增加布垫，热力减低则减少布垫，调整到适宜温度为准则。每穴灸 10~15 分钟，每灸 5~7 次为度，7 日为 1

疗程。

【适应证】肺气虚寒型鼻窦炎。

【出处】贾一江等主编．当代中药外治临床大全［M］．北京：中国中医药出版社，1991.04.

（十二）负压置换法

处方 199

辛夷 10g，丹皮 6g，赤芍 6g，川芎 6g，菊花 6g，栀子 10g，防风 10g，黄芩 6g，金银花 15g，藿香 6g，白芷 6g。

【用法】上药煎成汤汁备用。患者擤去鼻涕，用 1% 麻黄素喷滴鼻腔，使两侧鼻黏膜收缩，窦口开放。患者取仰卧垂头位，肩下垫枕，伸颈垂头使颏与外耳道口之连线与床面垂直。嘱患者张口呼吸，将上方药液 4~6ml 徐徐滴入患者一侧前鼻孔，使药液能淹没所有的鼻窦开口。用与吸引器相连的橄榄头塞住患者滴药一侧的鼻孔（负压不超过 24 kPa），用手指按住对侧鼻孔，嘱患者连续均匀地发出“开、开、开”的声音，1~2 秒后迅速移去，再塞进，如此反复 6~8 次，即可使鼻腔和鼻窦腔在正负压力交替作用下，使药液进入鼻窦内，并吸出脓性分泌物，从而达到治疗目的。一侧完毕，以同样方法施于对侧鼻孔，然后嘱患者坐起，头部保持直立位，至少 15 分钟内不宜擤鼻或弯腰，使进入窦内的药液存留在鼻窦内。每天 1 次，5 天为 1 个疗程，治疗 2 个疗程。

【适应证】肺经风热型鼻窦炎。

【出处】《现代中西医结合杂志》2008，17（21）：3308.

二、非药物外治法

（一）隔药灸法

处方 200

艾绒、生姜片、白芷粉。

【用法】在自制模具中加入艾绒，使用木锥子将艾绒击实，将其制作成高度约 4cm，直径约 2cm 的柱状艾绒。患者仰卧位，取白芷粉约 5g，平均分成 3 份，分别平铺在患者印堂穴及双侧迎香穴，铺设面积不超过 3.5cm^2，厚度不超过 0.5cm，然后选取新鲜生姜，切成与白芷粉铺设面积相近的生姜片，厚度不超过 1cm，用针在切好的生姜片上刺多个小孔，将早期制备好的柱状艾绒放在生姜片上并点燃，置于白芷粉上，保持约 30 分钟，以感觉到局部皮肤温热微辣而无灼痛，局部皮肤微红而不起泡为宜。每天 1 次，7 天为 1 个疗程，1 个疗程结束后间隔 2 天，再开始新的疗程，连续治疗 2 个疗程。

【适应证】肺气虚寒型鼻窦炎。

【出处】《河南中医》2019，39（12）：1906-1909.

（二）耳穴压豆法

处方 201

耳穴：内鼻、肺、肾上腺、额。

【用法】用 75% 乙醇局部消毒，取王不留行籽或将绿豆分成两半，将绿豆的平面或王不留行籽贴在 0.7cm 的胶布中间，可将绿豆的光滑面或王不留行籽对准穴位贴，并让患者用手指按压，每天压 3~5 次，每次 10 分钟，贴 1 次可持续 5 天，休息 3~5 天，再进行第 2 次压豆。5 次无效者，可改用其他疗法治疗。

【适应证】鼻窦炎。

【出处】贾一江等主编．当代中药外治临床大全［M］．北京：中国中医药出版社，1991.04.

（三）电针法

处方 202

翼腭神经节。

【操作】在药物口服治疗的基础上，加用电针翼腭神经节，患者取仰卧位，选择 0.3mm × 75mm 毫针，在患侧针刺，第一进针点在面部颧弓下缘与下颌骨冠突后缘交界处、咬肌后缘进针，针刺深度达到 45~60mm 之间，使之得气，并有酸、麻胀痛感向同侧鼻腔、上唇放射；第二进针点在目外眦直下颧骨下颌突的后下缘稍后、颧弓的下缘凹陷中取穴，用 0.3mm × 75mm

的毫针沿颧髎穴向后枕部斜刺30~45mm，得气后有酸、麻、胀痛感向鼻腔放射；在上述两点加一组电针，每次20分钟，每周治疗5次，1周为1个疗程，共治疗2周。

【适应证】鼻窦炎。

【出处】《四川中医》2019，37（9）：166–168.

处方203

神庭、印堂穴。

【操作】穴位处常规消毒，印堂穴，主要选择提捏进针法完成，控制0.3~0.5寸深度对患者向下平刺；神庭穴，沿着印堂穴方向进行1寸平刺。观察得气后，进行30分钟留针，此时间段进行针刺的频率为每5分钟1次，选择平补平泻法完成。治疗2周。

【适应证】鼻窦炎。

【出处】《当代医学》2019，25（24）：129–131.

处方204

神庭穴、印堂穴、迎香穴、鼻通穴、风池穴、合谷穴。

【操作】以上腧穴用75%乙醇常规消毒。神庭透印堂穴采用0.35mm×50mm规格2寸一次性毫针夹持进针法快速进针，针尖自神庭穴向印堂穴透刺，捻转进针，确保针尖刺到印堂穴骨面或其敏化点。迎香穴沿鼻唇沟向上透刺鼻通穴，捻转进针，确保针尖刺到鼻通穴皮下或其敏化点。风池穴向鼻尖方向透刺，合谷穴向食指方向透刺。患者正坐位，将其耳郭对折，耳上方呈一尖角，常规消毒，右手持三棱针对准耳尖刺之，左手松开，对针刺处挤压令其出血5~10滴，出血多者压迫止血即可，隔天1次，3次为一疗程，间隔2天再进行下1疗程，治疗3个疗程。

【适应证】鼻窦炎。

【出处】《实用中医药杂志》2018，34（11）：1379–1381.

综合评按：鼻窦炎的发生有虚实两端。实证多因外邪侵袭，引起肺、脾、胃、胆之病变而发病；虚证多因肺脾气虚，邪气久羁，滞留鼻窍，以致病情缠绵难愈。中医外治法治疗鼻窦炎，急性期、慢性期都有疗效。用点滴、塞鼻、雾化吸入，冲洗、吹药、熏蒸、薄贴及负压置换法治疗鼻窦炎，可使药物直达病所，祛除病邪，消除临床症状，缩短奏效时间，提高治愈率。负压置换法通过负压作用，使中药药液直接作用于鼻窦内，疗效显著，为临床医师常用方法。点滴、吹药、薄贴剂携带方便，随时随地均可用。耳穴压豆、电针、隔药灸、太乙神针、香佩和药枕法，均通过经络传导，起到升发阳气，宣通鼻窍之功效，尤其药枕疗法，既可以通过药物作用于头颈部的皮肤、孔窍、经络腧穴，也可以其独特的芳香气味直接作用于鼻腔及鼻黏膜，安全有效，价格低廉，且无明显毒副作用，易于被病患接受。如病情较复杂，应当多法配合，对经外治效果不佳者，应及时配合内服药物，或中西医结合治疗，以免延误病情。急性起病者，经及时、恰当治疗，可获痊愈。病程较长者，易致迁延难愈。脓涕长期倒流至咽部，可诱发喉痹或乳蛾。若擤鼻方法不当，可诱发耳胀耳闭或脓耳。因此，本应还须注意以下几点。①及时彻底治疗伤风鼻塞及邻近器官（如牙病）的疾病。②注意保持鼻腔通畅，以利鼻窦内分泌物排出。③注意正确的擤鼻方法，以免邪毒窜入耳窍致病。④禁食辛辣刺激性食物，戒除烟酒。⑤锻炼身体，增强体质，提高机体抵抗力。

第十六节　鼻前庭炎

鼻前庭炎，是指以鼻前庭及其附近皮肤红肿、糜烂、渗液、结痂、灼痒，或皲裂为主要特征的鼻病。本病属于中医学“鼻疳”范畴，在古代医籍中又有鼻疮、赤鼻、疳鼻等别称，但其含义不尽相同。

1. 临床诊断

（1）病史：可有过敏、挖鼻或长期流鼻涕等病史。

（2）临床症状：前鼻孔、上唇肌肤灼热疼痛，或痛痒，可反复发作，时轻时重，缠绵难愈。小儿可有纳呆、腹胀、便溏、啼哭不安等表现。

（3）辅助检查：鼻前庭皮肤红肿、糜烂、结痂，或见水疱、渗流脂水，或局部暗红，皮肤粗糙、皲裂、脱屑。

2. 中医分型

（1）肺经蕴热，邪毒外袭型：鼻前庭及周围皮肤灼热干焮，微痒微痛，皮肤出现粟粒样小丘，继而浅表糜烂，流黄色脂水，周围皮肤潮红或皲裂，鼻毛脱落。一般无明显全身症状，症重者可见头痛发热，咳嗽气促，便秘，舌质红，苔黄，脉数。小儿可见啼哭躁扰，搔抓鼻部，甚至血水淋漓。

（2）脾胃失调，湿热郁蒸型：鼻前孔及周围皮肤糜烂，潮红焮肿，常溢脂水或结黄浊厚痂，瘙痒，甚者可侵及鼻翼及口唇，病情经久不愈或反复发作，小儿可兼有腹胀，大便溏薄，啼哭易怒，舌苔黄腻，脉滑数。

（3）阴虚血燥，鼻窍失养型：鼻前孔及周围瘙痒，灼热干痛，异物感，或伴口干咽燥，面色萎黄，大便干结，舌质红，少苔，脉细数。检查见鼻前孔肌肤粗糙、增厚或皲裂，或有少许脓痂或鳞屑样干痂，鼻毛脱落。

一、药物外治法

（一）涂擦法

处方 205

复方黄连膏：黄连、黄柏、姜黄各 20g，当归尾 30g，生地 60g，麻油、凡士林各 500g。

【用法】上药熬制而成膏，复方黄连膏治疗外敷患处，每天 2 次。

【适应证】阴虚血燥，鼻窍失养型鼻前庭炎及鼻前庭湿疹。

【注意事项】治疗期间避免挖鼻及食辛辣肥甘厚味。

【出处】《中国临床医生》2010，38（11）：43-44.

处方 206

紫草油处方：紫草 62.5g，忍冬藤 62.5g，地榆 62.5g，白芷 62.5g，五倍子 12.5g，白蜡 12.5g，冰片 3.1g，芝麻油 1000g。

【用法】芝麻油加热至 130℃，放入前 5 味中药，再加热至 150℃，加入白蜡，熔化，待油冷却，将冰片研细缓慢加入，混匀，高温、高压消毒后备用。检查鼻腔糜烂面先用碘伏擦洗，然后用紫草油外擦，每天 2 次；待糜烂面干燥后，每天以生理盐水擦洗，再使用紫草油外擦，每天 2 次。

【适应证】肺经蕴热，邪毒外袭型鼻前庭湿疹。

【注意事项】治疗期间避免挖鼻及食辛辣肥甘厚味。

【出处】《甘肃中医学院学报》2011，28（3）：36–37.

处方 207

生甘草 500g。

【用法】上药加 75% 乙醇平药面浸泡 1 个月后过滤，加等量甘油，然后每 100ml 中加入庆大霉素 24 万单位，摇匀装入小瓶中备用。患者就诊后根据病情每次给药 5~10ml，以棉签蘸之局部涂擦，每天涂 3~4 次。

【适应证】鼻前庭炎及鼻前庭湿疹。

【注意事项】涂药时尽量不要深及鼻腔黏膜，以免刺激，发生不适感。治疗期间避免挖鼻及食辛辣肥甘厚味之食物。

【出处】《中国现代医药杂志》2006，8（5）：24.

处方 208

湿润烧伤膏：芝麻油 500g，黄连 30g，黄芩 30g，黄柏 30g。

【用法】用 3% 过氧化氢溶液及生理盐水清洗去除病变区结痂，有糜烂、渗血或皲裂者，操作更要细致、轻柔，避免加重损伤或刺激创面。用棉签蘸适量湿润烧伤膏，均匀涂敷于患处，约 1mm 厚，每天 3~4 次。每次涂药前将原来的残留药物蘸尽。

【适应证】肺经蕴热，邪毒外袭型鼻前庭炎及鼻前庭湿疹。

【注意事项】治疗期间不用抗生素及其他药物，避免挖鼻及食辛辣肥甘厚味之品。

【出处】《中国乡村医药杂志》2003，10（4）：36.

（二）塞鼻法

处方 209

辛夷膏：辛夷 0.3g，白芷 1.5g，藁本、甘草、当归各 0.9g，清酒 120ml，羊髓 360g。

【用法】诸药共为细末，加入清酒、羊髓，以银具或石器盛，火上煎

3~5 沸，去渣，倾出，澄凝成膏。用时取豆大塞鼻中，每天 1~2 次。

【适应证】鼻前庭炎及鼻前庭湿疹。

【出处】贾一江等主编．当代中药外治临床大全［M］．北京：中国中医药出版社，1991.04.

处方 210

柏树子 50g，香油 500g。

【用法】柏树子研末，以香油调和，取适量，纱布裹之塞入鼻腔。每天 1~2 次。

【适应证】鼻前庭湿疹。

【出处】贾一江等主编．当代中药外治临床大全［M］．北京：中国中医药出版社，1991.04.

（三）吹药法

处方 211

老茄秆。

【用法】茄秆烧灰研末，加梅片 0.3g 研匀，以纸或竹管吹药于鼻内患处。每天 1~3 次。

【适应证】鼻前庭湿疹。

【出处】贾一江等主编．当代中药外治临床大全［M］．北京：中国中医药出版社，1991.04.

（四）滴鼻法

处方 212

苦冰油：苦参 30g，黄柏 30g，硼酸 2g，冰片 5g，芝麻油 100ml。

【用法】先将苦参、黄柏浸于芝麻油内，最少 2 天，然后置于火上熬至褐焦色时，捞出两味药，离火后放入硼酸，待油凉放入冰片，然后装瓶备用，每支 10ml。使用时每次 1~2 滴滴于患处，然后用食指轻按鼻翼部，使药液充分浸于患处，每天 3 次。

【适应证】脾胃失调，湿热郁蒸型鼻前庭炎及鼻前庭湿疹。

【出处】《中医外治杂志》2006，15（6）：9.

处方213

苦参30g，枯矾30g，鲜地黄汁150ml。

【用法】加水1000ml煎上药，煎取150ml药液。用时以药液滴鼻，每天4~5次。

【适应证】鼻前庭炎及鼻前庭湿疹。

【出处】《本草纲目》。

（五）擦洗法

处方214

苦楝树叶、桉树叶各30g。

【用法】以上药煎水，棉棒蘸药液反复擦洗患处，也可淋洗。每天3~5次。

【适应证】鼻前庭炎及鼻前庭湿疹。

【出处】王士贞等主编．中医耳鼻咽喉科学［M］．北京：中国中医药出版社，2003.01.

处方215

明矾3g，甘草10g。

【用法】以上药煎水，棉棒蘸药液反复擦洗患处，也可淋洗。每天3~5次。

【适应证】鼻前庭炎及鼻前庭湿疹。

【出处】贾一江等主编．当代中药外治临床大全［M］．北京：中国中医药出版社，1991.04.

综合评按：外治诸法是治疗鼻前庭炎的最有效方法。视其属风热抑或属湿热，择取适当方法。涂敷油膏，可润燥、消肿，故可用于风热型。其病位若较深，则可用塞鼻法。吹药为散，可收湿、消肿，故适用于湿热型。患处位于鼻孔外者，不必用吹药法，直接敷之即可。擦洗、滴药均用药液，可润燥、除脓、清热，以收敛药煎液并可收涩，故风热、湿热均可用。病位若深则滴之擦之，病位在外则浸之洗之。鼻前庭炎若及时恰当治疗，预后良好。若迁延不愈，可因外来刺激而急性发作，症状时轻时重，偶有数年不愈者。因此须注意以下几点。①积极治疗鼻腔、鼻窦疾病，避免涕液浸渍鼻窍肌肤。②保持鼻部清洁，忌用热水烫洗或肥皂水洗涤。③戒除挖鼻、拔鼻毛等不良习惯。④忌食辛辣炙煿之品，忌食鱼、虾、蟹等发物。⑤小儿患者，应注意饮食调养，并应防治各种寄生虫病，以防疳热上攻。

第十七节　鼻疔

鼻疔，是鼻前庭毛囊、皮脂腺或汗腺的局限性化脓性炎症，有时发生在鼻尖、鼻翼及鼻前庭部位，以局部红肿疼痛、呈粟粒状突起、有脓点为特征。中医属于“鼻疔”范畴。若因邪毒壅盛，正气虚弱，以致邪毒内陷，可转为疔疮走黄的重证。历代文献关于鼻疔的记载很多，如《医宗金鉴·外科心法要诀·鼻部》说：“鼻疔生在鼻孔中，鼻窍肿引脑门疼，甚则唇腮俱浮肿，肺经火毒蟾离宫。”

1. 临床诊断

（1）病史：多有挖鼻或拔鼻毛史，部分患者可有消渴病史。

（2）临床症状：鼻部疼痛，成脓时有跳痛。全身可伴有发热、头痛、便秘、周身不适等症状。

（3）辅助检查：可见鼻前庭或鼻尖、鼻翼处丘状隆起，周围发红发硬，成熟后，顶有黄白色脓点。病情重者，可引起同侧上唇、面部、下睑等处肿胀。如疔疮走黄，则见疮头紫暗、顶陷无脓、根脚散漫、鼻肿如瓶、目胞合缝等。

2. 中医分型

（1）风热邪毒外袭型：初起疖肿呈粟粒状，红肿坚硬，痒、痛不适，伴有形寒、发热，周身不适，舌苔薄白，脉浮紧或浮数。

（2）热毒壅盛型：疖肿肿大，疼痛加重，甚者鼻尖皮肤红肿，口渴，周身发热，大便干结，小便短赤，舌苔黄，脉数有力。若火毒势猛，正不胜邪，导致邪毒内陷，则鼻肿如瓶，目胞合缝，头痛高热，口渴便秘，苔黄脉数，为走黄。

（3）毒邪外出，气阴不足型：疖肿逐渐成脓，有波动感，或溃破出脓，全身乏力，口渴，舌红少津。

一、药物外治法

（一）塞鼻法

处方 216

丁香 7 粒，白胡椒 7 粒，茶叶 7 粒，粳米 7 粒。

【用法】把上药混合碾成粉末，包扎于一小块纱布中，纳于一侧鼻孔里，男塞于左鼻孔，女塞于右鼻孔，保持 24 小时即可取出。

【适应证】鼻疔。

【注意事项】在使用上药 24 小时内，不可食用油腻之品。

【出处】《中医外治杂志》2004，13（2）：16.

处方 217

玄参。

【用法】将玄参泡软，取大小适中者塞鼻。每天换药 2 次，至红肿消失。

【适应证】风热邪毒外袭型鼻疔。

【出处】贾一江等主编．当代中药外治临床大全［M］．北京：中国中医药出版社，1991.04.

（二）涂擦法

处方 218

铁枯散：紫花地丁 100g，蒲公英 100g，五爪龙 100g，冰片 30g，青黛 100g，黄连 50g，大黄 100g，黄柏 80g，马蹄草 100g，蛇难爬 80g，透骨草 100g。

【用法】先将紫花地丁、蒲公英、五爪龙、黄连、大黄、黄柏、马蹄草、蛇难爬、透骨草共研细末，再将冰片研细末，加入青黛。取上药粉以

1∶1比例拌成糊状软膏，备用。用时取适量药膏，常规皮肤消毒，按疮形大小将厚0.5cm的药膏，直放于纱布块上，外贴包扎即可。每2天换1次，轻者治疗1次，重者2~4次即愈。

【适应证】鼻疔。

【出处】《中医外治杂志》2004，13（1）：12-13.

处方219

生南星200g，生栀子400g，天花粉500g，海藻250g，紫花地丁500g，生黄柏500g，生姜黄500g，生大黄500g，苍术500g，青木香250g，生半夏500g。

【用法】以上诸药粉碎为末备用。用时视疔疮范围大小取药末适量加开水调成糊状，外敷患处，隔天1次。

【适应证】热毒壅盛型鼻疔。

【出处】《中国乡村医药杂志》2005，12（10）：45.

处方220

复方苍耳虫油膏：苍耳虫、蒲公英、大黄、乳香、没药、赤芍、冰片、麻油等。

【用法】上药调匀，局部红肿硬痛，未成脓者，直接在病灶部位涂药；脓成未溃者，行切开排脓术，术后用过氧化氢及生理盐水冲洗疮口再敷药；脓成已溃者先用过氧化氢及生理盐水冲洗疮口再敷药。每天1次，7天为1疗程。

【适应证】鼻疔。

【出处】《中医药导报》2006，12（6）：41-42.

（三）插药法

处方221

八二丹：煅石膏8g，升丹2g。

【用法】将上药研极细末。将药粉掺入疮口中，或黏附于药线上，插入疮口。每天换药1~2次。

【适应证】热毒壅盛型鼻疔。

【出处】贾一江等主编. 当代中药外治临床大全［M］. 北京：中国中医药出版社，1991.04.

二、非药物外治法

（一）针灸法

处方 222

合谷穴、身柱穴、灵台穴。

【操作】患者取俯伏坐位，充分显露背部。穴位常规消毒，选用 50mm 毫针，以平补平泻手法先针刺双侧合谷，再针刺身柱、灵台，留针 10 分钟，当出针时再以平补平泻手法提插捻转强刺激 1 次。

【适应证】鼻疔。

【出处】《上海针灸杂志》2002，21（6）：28.

综合评按：鼻疔是糖尿病及便秘患者和对葡萄球菌高度敏感者，易患之病，有反复发作或迁延不愈的特点。本病多因挖鼻、拔鼻毛等损伤肌肤，邪毒乘机外袭，火毒上攻鼻窍，熏蒸肌肤而致。中药外治法是治疗鼻疔的主要方法，疗效可靠。通过将药物选取不同的外治方法，施于局部病灶，可起到初期消肿止痛，中期清热解毒、凉血消肿，后期提腐祛脓等治疗效果。临床宜根据不同时期不同具体部位的疔疮，选用适当的外治法。如塞鼻法多用于位于鼻前庭部位的疔疮。涂擦法、插药法可用于各部位的鼻疔（如鼻尖、鼻翼、鼻前庭等部位）。针灸法可通过对穴位的刺激，经络传导以达治疗之效。对于鼻疔，贵在早期治疗，切忌挤压及过早切开，以防疔毒走黄。一旦发生疔毒走黄，要及时配合内服中药及抗菌治疗，以免病情进一步恶化，危及患者生命。因此还须注意以下几点。①注意休息，忌食辛辣炙煿肥甘厚腻之品，多吃蔬菜、水果，多饮水，保持大便通畅。②戒除挖鼻及拔鼻毛之恶习，积极治疗各种鼻病，保持鼻部清洁，以防染毒。③对屡次发作者，应加强身体锻炼，加强营养，提高机体抗病能力。④患有消渴病者，应积极治疗。

第十八节　鼻出血

鼻出血，是多种疾病的常见症状之一。它可由鼻部损伤而引起，亦可因脏腑功能失调而致，本节重点讨论后者所引起的鼻出血。西医学中的高血压和动脉硬化、风湿热、某些急性传染病、白血病、再生障碍性贫血、血小板减少性紫癜、尿毒症、维生素缺乏、药物中毒等均可出现鼻出血。中医属于“鼻衄”范畴，鼻衄一证最早见于《内经》，始称“衄”，如《灵枢·百病始生》：“阳络伤则血外溢，血外溢则鼻衄。”

1. 临床诊断

（1）病史：应注意询问有无鼻部外伤、肿瘤或全身各系统疾病等病史，有无其他诱发因素。

（2）临床症状：鼻中出血。多为单侧出血，亦可见双侧。可表现为间歇反复出血，亦可持续出血。出血量多少不一，轻者仅鼻涕中带血；较重者，点滴而下；严重者，血涌如泉，口鼻俱出，甚至可出现休克。反复出血则可导致贫血。

（3）辅助检查：在前鼻镜、间接鼻咽镜或鼻内窥镜下，寻找出血点或渗血面。在鼻腔任何部位均可出血，也可发生于鼻咽顶部、咽隐窝等部位，但以鼻中隔前下方的易出血区及鼻腔后部的鼻－鼻咽静脉丛较为多见。必要时可进行血液系统、心血管系统等全身检查。

2. 中医分型

（1）肺经风热型：鼻中出血，点滴而下，色鲜红，量不甚多，鼻腔干燥、灼热感，多伴有鼻塞涕黄，咳嗽痰少，口干身热，舌质红，苔薄白而干，脉数或浮数。

（2）胃热炽盛型：鼻中出血，量多，色鲜红或深红，鼻黏膜色深红而干，多伴有口渴引饮，口臭，或齿龈红肿、糜烂出血，大便秘结，小便短赤，舌质红，苔黄厚而干，脉洪数或滑数。

（3）肝火上逆型：鼻衄暴发，量多，血色深红，鼻黏膜色深红，常伴有头痛头晕、耳鸣，口苦咽干，胸胁苦满，面红目赤，烦躁易怒，舌质红，苔黄，脉弦数。

（4）心火亢盛型：鼻血外涌，血色鲜红，鼻黏膜红，伴有面赤，心烦失眠，身热口渴，口舌生疮，大便秘结，小便黄赤，舌尖红，苔黄，脉数，甚则神昏谵语，舌质红绛，少苔，脉细数。

（5）肝肾阴虚型：鼻衄色红，量不多，时作时止，鼻黏膜色淡红而干嫩，伴口干少津，头晕眼花，耳鸣，五心烦热，健忘失眠，腰膝酸软，或颧红盗汗，舌红少苔，脉细数。

（6）脾不统血型：鼻衄常发，渗渗而出，色淡红，量或多或少，鼻黏膜色淡，全身症见面色无华，少气懒言，神疲倦怠，食少便溏，舌淡苔白，脉缓弱。

一、药物外治法

（一）贴敷法

处方 223

芦荟。

【用法】患者取端坐位，在前鼻镜下就能发现糜烂面及出血点，取适量芦荟薄片，枪状镊夹取，轻放至糜烂面及出血点，大小以覆盖创面为准。有活动性出血者，用麻黄素棉片收缩鼻腔，寻找出血点并适时压迫，待出血停止后，局部敷以芦荟小块。对出血点不明，观察局部有小血管扩张较甚，稍有隆起或糜烂，亦可敷以芦荟。

【适应证】鼻出血。

【注意事项】积极治疗原发病，控制血压，降低血糖，改善肾功能等。

【出处】《实用临床医药杂志》2010，14（7）：115.

（二）涂抹法

处方 224

重组人表皮生长因子凝胶与云南白药。

【用法】将重组人表皮生长因子凝胶 0.1g 及云南白药 0.05g 混合后，用医用棉签涂抹在鼻中隔前下黏膜糜烂面上，每天 2 次，7 天为 1 疗程，共 2 个疗程。

【适应证】鼻出血。

【出处】《青岛大学医学院学报》2017，53（3）：356–357.

处方 225

马应龙痔疮膏。

【用法】以马应龙痔疮膏涂于出血处，上用棉球压迫。每天 1 次，连续用药 1 周。

【适应证】鼻出血。

【出处】《新疆中医药》2014，32（3）：16.

（三）塞鼻法

处方 226

珍黄丸联合湿润烧伤膏纱条。

【用法】取 10 条纱条，置于容器中，高压灭菌后备用；取无菌容器、珍黄丸 10 粒（0.2g/ 粒）、湿润烧伤膏 20g，按照珍黄丸 0.2g，湿润烧伤膏 1∶10 的比例将两药糊匀制成药膏，加入 10 条自制无菌纱条，经混合浸润后制成。治疗时患者取坐位或半卧位，将 1% 丁卡因加 0.1% 肾上腺素棉片放于出血鼻腔各部位，麻醉并收缩鼻腔黏膜 2~3 次，5~10 分钟 / 次。使用珍黄丸联合湿润烧伤膏纱条填塞。均采用传统的前鼻腔“袋状”或“叠状”填塞、后鼻孔填塞方式。填塞时间均为 72 小时，然后抽除鼻腔填塞物。

【适应证】鼻出血。

【注意事项】治疗期间口服抗生素预防感染。

【出处】《中国当代医药》2014，21（34）：117–119.

处方 227

云南白药纱条。

【用法】在云南白药纱条填塞的过程中，患者要同时口服云南白药（0.25g/ 粒）胶囊，与生理盐水合用填塞出血部位，且均进行抗生素预防感染，填塞物在治疗后的 3~5 天内取出。

【适应证】鼻出血。

【出处】《北方药学》2016，13（1）：189.

（四）薄贴法

处方 228

大蒜 30g。

【用法】捣烂成泥，敷双足涌泉穴，以布包扎。每次 3~4 小时，每天或隔天 1 次。一般敷 1 小时，衄血即止。

【适应证】鼻出血。

【出处】王士贞等主编 . 中医耳鼻咽喉科学［M］. 北京：中国中医药出版社，2003.01.

处方 229

黄芩 15g，白及 10g。

【用法】白及研末，黄芩水煎取汁，调白及为膏，纱布包裹敷印堂穴。

【适应证】鼻出血。

【出处】张建德等主编 . 中医外治法集要［M］. 西安：陕西科学技术出版社，1989.12.

二、非药物外治法

（一）耳穴压豆法

处方 230

内鼻、肺、胃、肾上腺、额、肝、肾等耳穴。

【用法】王不留行籽至胶布分别贴于内鼻、肺、胃、肾上腺、额、肝、肾等穴。每天按压 5~10 次，每次 3~5 分钟，隔天更换 1 次，3 次为 1 疗程。

【适应证】鼻出血。

【出处】王士贞等主编 . 中医耳鼻咽喉科学［M］. 北京：中国中医药出版社，2003.01.

（二）压迫法

处方 231

双侧鼻翼、上星穴、囟会穴。

【**操作**】患者取坐位，固定头部，用手指紧捏双侧鼻翼 10~15 分钟，或操作者用手指掐压患者入前发际正中线 1~2 寸（上星穴、囟会穴之间），以达止血目的。

【**适应证**】鼻出血。

【**出处**】王士贞等主编．中医耳鼻咽喉科学［M］．北京：中国中医药出版社，2003.01.

（三）针刺联合放血法

处方 232

针刺取穴：合谷、孔最、迎香。放血取穴：上星、印堂、大敦。艾灸取穴：涌泉穴。

【**操作**】常规皮肤消毒后，选用直径 0.3mm、长 25~40mm 毫针，分别直刺健侧合谷、孔最，用泻法提插捻转 5~6 次，使针感上传，留针 15~30 分钟。针刺患侧迎香穴，使针体与皮肤呈 30~40 度角向上方刺入 8~13mm 深，有酸胀感后留针 15~30 分钟，并间断捻转 5~6 次，使针感保持在中等刺激水平，不用强力提插，若疗效不佳，再加对侧穴位。常规皮肤消毒后点刺上星、印堂、大敦，均点刺放血 1~3 滴，重症鼻出血 1 周 2~3 次者可适当多放血 3~5 滴。以艾条悬灸涌泉穴，使热力内透，持续时间 10 分钟，若患儿伴气血两虚证，悬灸关元、足三里，每天 1 次。

【**适应证**】鼻出血。

【**出处**】《中国针灸》2007，27（1）：14.

（四）刺络拔罐法

处方 233

大椎穴。

【**操作**】患者取俯伏坐位，穴位常规消毒。用梅花针均匀叩刺大椎穴，以有血渗出为度，然后用玻璃火罐以闪火法快速在大椎穴拔罐，留罐 20 分钟，见罐内积血凝结成块取罐，清除血块，以消毒干棉球擦拭出血部位后用安尔碘消毒叩刺部位，嘱患者 1 天内叩刺部位避免接触水。治疗隔 2 天进行 1 次，2 次为 1 疗程，治疗 3 个疗程。

【适应证】鼻出血。

【出处】《中国针灸》2011，31（3）：235.

综合评按： 鼻出血可分为虚证和实证两大类。实证者，多因火热气逆、迫血妄行而致；虚证者，多因阴虚火旺或气不摄血而致。鼻出血是临床常见急症，治疗的首要问题是如何迅速止血。贴敷法、压迫法及塞鼻法，均具有局部止血功能，所当急用。耳穴压豆、薄贴、针灸诸法都是经过穴位刺激、药物作用达到止血目的。从局部止血速度看，可能不及前述诸法，但对防止鼻出血复发有良好作用。涂抹法对虚证鼻出血改善局部干燥环境及血运微循环有一定疗效，从而防止出血复发。刺络放血法通过改变局部或全身血运情况，达到鼻腔止血目的。临床上遇鼻出血患者，必须沉着机警，帮助树立治病信心。轻症，可以单用外治即效；重症必须内外结合，根据辨证结果审因论治，疗效会进一步提高。本病如能及时止血，尔后针对病因进行全身调理，预后良好。反复出血或出血量多者可致贫血，甚则可危及生命。因此还须注意以下几点。①鼻出血时，患者多较烦躁、紧张，因此，先要安定患者情绪，使之镇静，必要时可给予镇静剂。②对鼻出血的患者，一般采用坐位或半卧位，有休克者，应取平卧低头位。嘱患者尽量勿将血液咽下，以免刺激胃部引起呕吐。③检查操作时，动作要轻巧，忌粗暴，以免加重损伤，造成新的出血点。④患者宜少活动，多休息，忌食辛燥刺激之物，以免资助火热，加重病情。可多食蔬菜水果，保持大便通畅。⑤平日注意锻炼身体，预防感邪；注意情志调养，保持心情舒畅，忌忧郁暴怒。⑥戒除挖鼻等不良习惯。

第十九节　鼻息肉

鼻息肉是指鼻内光滑柔软、状如葡萄或荔枝肉样的赘生物。本病常并发于鼻窦炎、过敏性鼻炎等鼻病。鼻息肉一名，首见于《灵枢·邪气脏腑病形》，“若鼻息肉不通”，原是指鼻塞症状而言，至隋代《诸病源候论》始列为病名，并对其病机、症状作了扼要论述。

1. 临床诊断

（1）病史：多有鼻鼽或鼻渊病史。

（2）临床症状：一侧或两侧鼻窍渐进性鼻塞，逐渐呈持续性，嗅觉减退，多涕，头昏头痛。

（3）辅助检查：前鼻镜、后鼻镜或鼻内窥镜检查，可见一侧或双侧鼻腔单个或多个表面光滑、灰白色或淡红色的半透明赘生物，触之柔软，可移动，无疼痛，不易出血。注意与恶性肿瘤相鉴别。

2. 中医分型

（1）寒湿凝聚鼻窍型：渐进性或持续性鼻塞，嗅觉减退或丧失，流涕清稀或白黏，喷嚏多，易感冒，畏风寒，舌质淡，苔白腻，脉缓弱。检查见鼻黏膜色淡或苍白，鼻息肉色白透明。

（2）湿热蕴积鼻窍型：持续性鼻塞，嗅觉减退，鼻涕黄稠，或有头痛头胀、纳呆腹胀、大便黏滞、口干等全身症状，舌质红，苔黄腻，脉滑数。检查见鼻黏膜色红，息肉灰白、淡红或暗红，鼻道有稠脓涕。

一、药物外治法

（一）塞鼻法

处方 234

瓜丁散：瓜丁、细辛各等份，白矾适量。

【用法】上药为未混合备用。施药时将散剂用棉片包裹，基本如半个蚕豆大小，并用 10cm 丝线打包结扎，制成药栓。用前先以 1% 麻黄素滴鼻液滴入患侧鼻腔，收缩鼻黏膜。然后将栓子置于息肉蒂部，引线固定于鼻腔外，以防栓子脱落划入咽部和气管。每次施药 4~12 小时，3~7 天施药 1 次。

【适应证】寒湿凝聚鼻窍型鼻息肉。

【注意事项】细辛有毒，注意用量不可超过 3g。

【出处】《内蒙古中医药》2012，（1）：72.

处方 235

霜梅 1 个，蓖麻仁 7 个，生矾少许。

【用法】上药同捣烂如膏，以纱布包药膏适量塞于鼻腔，每天 1 换。

【适应证】鼻息肉。

【出处】贾一江等主编 . 当代中药外治临床大全［M］. 北京：中国中医药出版社，1991.04.

处方 236

雄黄 1.8g，硼砂 1.5g，枯矾 0.6g，冰片 0.3g。

【用法】药物研细成粉，以棉球蘸之少许，塞入鼻腔。每天 1 次。

【适应证】鼻息肉。

【注意事项】塞鼻深浅要适度，以不引起喷嚏为宜。如引起喷嚏，可将药棉向外退回一些。塞鼻剂所含药物刺激性较强，最好用纱布或绢布包之塞入，并应减少塞鼻时间。塞鼻剂大小要合适，尤不可过小，以防误入气道。

【出处】贾一江等主编 . 当代中药外治临床大全［M］. 北京：中国中医药出版社，1991.04.

（二）吹药法

处方 237

神效宣脑散：郁金、川芎、青黛、薄荷、小黄米各 0.6g。

【用法】药物研细成粉，以棉球蘸之少许，塞入鼻腔。每天 1 次。

【适应证】鼻息肉。

【出处】贾一江等主编.当代中药外治临床大全［M］.北京：中国中医药出版社，1991.04.

处方 238

青金散：芒硝、青黛各1.5g，乳香、没药少许。

【用法】药物研细成粉，以棉球蘸之少许，塞入鼻腔。每天1次。

【适应证】鼻息肉。

【注意事项】吹药时口中含水以防药入气道。吹药后若鼻发干，可涂芝麻油以润之。吹药后病情若加重，应及时停用。

【出处】贾一江等主编.当代中药外治临床大全［M］.北京：中国中医药出版社，1991.04.

处方 239

消息灵：五倍子、细辛、血竭、黄柏、枯矾等提取物。

【用法】上药分别制成喷雾和喷粉两个剂型联合应用。先喷入雾化剂，5分钟后把鼻涕清除干净，再喷入粉剂于息肉表面，约20分钟可有鼻水慢慢流出。每天4~6次，至息肉消除后改用2~3次，继用1周。

【适应证】寒湿凝聚鼻窍型鼻息肉。

【注意事项】忌食辛辣食物半年。

【出处】《中医耳鼻喉科学研究》2018，17（2）：18–20.

处方 240

火硝3g，白矾3g，硼砂3g。

【用法】上药共研细末，取适量用纸管吹鼻中，每天3次。

【适应证】湿热蕴积鼻窍型鼻息肉。

【注意事项】本法宜配合由服药，预防感冒，忌食辛辣食物。

【出处】《实用中医药杂志》2014，30（7）：659.

（三）涂敷法

处方 241

苍耳子、细辛、白芷、辛夷、冰片、明矾、丁香、薄荷。

【用法】上药研成细末，用水或香油调和，放于棉片上，敷于息肉根部或表面，每天 1 次，7~14 天为 1 疗程。

【适应证】鼻息肉。

【出处】王士贞等主编 . 中医耳鼻咽喉科学［M］. 北京：中国中医药出版社，2003.01.

处方 242

苦丁茶、甘遂 18g，青黛、草乌、枯矾各 3g。

【用法】上药共研细末，麻油调和，点涂于息肉上，每天 1 次。

【适应证】鼻息肉。

【出处】王士贞等主编 . 中医耳鼻咽喉科学［M］. 北京：中国中医药出版社，2003.01.

（四）滴鼻法

处方 243

白芷、辛夷、杏仁、甘遂各 20g，芝麻油 250ml。

【用法】上药放油内炸至黑黄色，去药渣，加冰片、薄荷冰各 1.5g，熔化过滤冷却后滴鼻，每天 2~3 次。

【适应证】鼻息肉。

【注意事项】对部分患者鼻腔有刺激性，应及时停药。

【出处】王士贞等主编 . 中医耳鼻咽喉科学［M］. 北京：中国中医药出版社，2003.01.

（五）雾化吸入法

处方 244

辛夷雾化液：辛夷 120g，白芷 30g，蒲公英 30g，鱼腥草 30g，菊花 30g，薄荷 30g。

【用法】上药混合粉碎，用水蒸气蒸馏法蒸馏，收集馏出液，加氯化钠、羟苯乙酯，添加纯化水至 250ml，装入 250ml 瓶内，再密封经高温灭菌后备用。取辛夷雾化液 25ml，进行超声雾化鼻吸入，每次 10 分钟，每天 2

次，连用7天后每天1次，再连用7天。

【适应证】湿热蕴积鼻窍型鼻息肉术后。

【出处】《河北中医》2014，36（12）：1807-1808.

处方245

胆黄苍花液：猪胆汁膏16g，黄芩20g，苍耳子10g，金银花30g，野菊花12g，鹅不食草20g，藿香20g，薄荷脑15g。

【用法】在手术治疗的基础上，上药由医院制剂室制成水煎剂。用胆黄苍花液灌洗术腔，每天1次，并应用胆黄苍花溶液15ml雾化吸入鼻腔，每天2次。

【适应证】湿热蕴积鼻窍型鼻息肉术后。

【出处】《河北中医》2014，35（4）：511-512.

（六）局部注射法

处方246

消痔灵注射液。

【用法】选用消痔灵注射液与2%利多卡因注射液按2∶1比例混合，用6号长针头，对息肉根部及体部缓慢注射足够的药量，直至鼻息肉苍白为止，一次注射量一般不超过12ml。一般每3~5天1次，注射2~3次后，将萎缩坏死的息肉圈套取出，残余的息肉可再次注射药物，再取出直至息肉消失为止。

【适应证】鼻息肉。

【出处】《实用医药杂志》2012，29（5）：425-426.

（七）熏鼻法

处方247

湿热郁滞型：白芷10g，藿香10g，苍耳子10g，薄荷6g，樟脑1g。

肺气虚寒型：当归15g，川芎10g，香附10g，细辛6g，辛夷花6g，荆芥10g。

【用法】在手术治疗基础上，根据中医辨证分型选取上药，煎煮做蒸汽吸入。每天 1 剂，共用 30~60 剂。

【适应证】寒湿凝聚鼻窍型、湿热蕴积鼻窍型鼻息肉术后。

【出处】《光明中医》2011，26（2）：249–250.

综合评按： 治疗鼻息肉，在无手术方法以前，外治是唯一的治疗手段。如息肉尚不很大，且位置较深，塞鼻法为合适。如息肉较大，且在鼻腔外，则涂敷法更为方便。吹药之法，其气清香，既可治疗息肉，又可防止鼻塞。滴鼻法，患者可自行滴药，便于持续给药。雾化吸入法、熏蒸法，以药液蒸汽熏吸患处，巧妙地利用了鼻的生理功能。局部注射法为简易手术方式，可直接作用于病灶，使息肉坏死脱落，疗效明显。治疗息肉，所用药物多具收敛、通窍等功能。外治诸法由来已久，许多处方是古人屡验不爽的，临床上可酌情选用。本病病程较长，内治难获速效，手术可迅速去除息肉，但手术风险大，且术后极易复发。因此还须注意以下几点。①积极防治各种慢性鼻病，如鼻鼽、鼻渊等，预防并发鼻息肉。②锻炼身体，增强机体抗病能力，预防伤风感冒，以免加重症状。③注意饮食起居有节，戒烟酒，忌食辛辣厚味，外治疗法有助于预防术后息肉再发。

第二十节　扁桃体周脓肿

扁桃体周脓肿是指扁桃体周围间隙内的化脓性炎症。早期发生蜂窝织炎，继之形成脓肿。并发咽喉及其邻近部位的痈肿，如急性会厌炎及会厌脓肿、咽后脓肿、咽旁脓肿等疾病可参考本病进行施治。本病中医属于“喉痈”范畴，病因皆因热毒引发，病情发展迅速，每致咽喉肿塞、剧痛、吞咽困难，甚则阻塞呼吸，危及生命，故《灵枢·痈疽》说：“痈发于嗌中，名曰猛疽。猛疽不治，化为脓，脓不泻，塞咽，半日死。”

1. 临床诊断

（1）病史：多有外感乳蛾发作史，或咽部创伤染毒史。

（2）临床症状：乳蛾发病数日后发热持续或加重，一侧咽痛加剧，吞咽时尤甚，痛引耳窍，吞咽困难，口涎外溢，言语含糊，似口中含物，汤水易从鼻中呛出，甚则张口困难。

（3）辅助检查：急重病容，张口时表情痛苦，头偏向一侧，患侧腭舌弓上方红肿隆起，软腭红肿，悬雍垂水肿，并偏向对侧；或患侧腭咽弓红肿，喉核被推向前下方。若患处红肿高突，触之有波动感，示已成脓，此时穿刺可抽出脓液。

2. 中医分型

喉痈的主要特征是咽喉剧烈疼痛，局部红肿、化脓，其病变进程均可分为酿脓期、成脓期、溃脓期。

（1）外邪侵袭，热毒搏结型：喉痈初起，咽痛逐渐加重，吞咽不利，吞咽时疼痛尤甚，发热恶寒，头痛，周身不适，口干，咳嗽痰多，小便黄，舌质红，苔薄黄，脉浮数。检查可见患处黏膜色红漫肿或颌下肿胀，触之稍硬。

（2）热毒困结，化腐成脓型：咽痛剧烈，胀痛或跳痛，痛引耳窍，吞咽困难，口涎外溢，或张口困难，言语不清，如口中含物，或咽喉阻塞，吸气难入。伴高热，头痛，口臭口干，便结溲黄，舌质红，苔黄厚，脉洪数有力。检查可见患处红肿高突，或隆起顶部红里泛白，触之有波动感，穿刺可抽出脓液，颌下有臖核。

（3）气阴耗损，余邪未清型：咽痛逐渐减轻，身热已平，红肿始退，咽干口渴，倦怠乏力，懒动少言，舌红或淡红，苔薄黄而干，脉细数。检查见患处红肿突起已平复，黏膜色红欠润，或溃口未愈合。

一、药物外治法

（一）吹药法

处方 248

西瓜霜 18g，飞青黛 20g，人中白 15g（煅），川黄柏 9g，硼砂 9g，玄明粉 4.5g，大梅片 1.5g。

【用法】上药为极细末，以鹅毛管取药吹患处。

【适应证】热毒困结，化腐成脓型扁桃体周脓肿。

【出处】《湖南中医杂志》2016,(9):29.

(二)含漱法

处方 249

金银花 12g，菊花 12g，藏青果 12g，生甘草 9g。

【用法】切开排脓后，将上药分成两等份，分上午、下午各 1 份，用沸水冲泡，闷泡 20 分钟，每份各 3~4 杯，待凉后即饮，并用于漱口，连续 5 天。

【适应证】外邪侵袭，热毒搏结型扁桃体周脓肿。

【出处】《四川中医》2005，23(8):95.

处方 250

金银花、桔梗、甘草各等份。

【用法】上药煎取药液，冷后频频含漱，每天 10 数次。

【适应证】外邪侵袭，热毒搏结型扁桃体周脓肿。

【出处】王士贞等主编 . 中医耳鼻咽喉科学［M］. 北京：中国中医药出版社，2003.01.

(三)雾化吸入法

处方 251

玄参 20g，大青叶 15g，牛蒡子 10g，金银花 15g，桔梗 6g，甘草 6g，薄荷 9g。

【用法】将药物置有嘴壶中，加水适量，盖好壶盖，加热煮沸，蒸汽由壶嘴冒出时，患者凑近将蒸汽吸入。每天 2~4 次，每次 15~20 分钟。

【适应证】外邪侵袭，热毒搏结型扁桃体周脓肿。

【出处】贾一江等主编 . 当代中药外治临床大全［M］. 北京：中国中医药出版社，1991.04.

处方 252

金银花、紫花地丁、蒲公英、板蓝根、丹皮、赤芍各 10g。

【用法】上药煎水 500ml，每次用 20~30ml 做超声雾化，每次 15~20 分钟，每天1~2次。

【适应证】外邪侵袭，热毒搏结型扁桃体周脓肿。

【出处】王士贞等主编.中医耳鼻咽喉科学［M］.北京：中国中医药出版社，2003.01.

（四）噙药法

处方253

山豆根30g，醋适量。

【用法】以醋浸泡山豆根2~4小时，口噙山豆根，有汁徐徐咽下，味淡时吐出，另换药噙。

【适应证】外邪侵袭，热毒搏结型扁桃体周脓肿。

【出处】贾一江等主编.当代中药外治临床大全［M］.北京：中国中医药出版社，1991.04.

（五）敷药法

处方254

如意金黄散：姜黄、大黄、黄柏、苍术、厚朴、陈皮、甘草、生天南星、白芷、天花粉。

【用法】上药以醋调敷，敷颈前疼痛处，每天1次。

【适应证】外邪侵袭，热毒搏结型扁桃体周脓肿。

【出处】王士贞等主编.中医耳鼻咽喉科学［M］.北京：中国中医药出版社，2003.01.

处方255

木芙蓉叶60g，红糖6g。

【用法】上药捣烂外敷颈前疼痛处，每天1次。

【适应证】外邪侵袭，热毒搏结型扁桃体周脓肿。

【出处】王士贞等主编.中医耳鼻咽喉科学［M］.北京：中国中医药出版社，2003.01.

（六）嗃鼻法

处方 256

皂角、细辛各等份，冰片少许。

【用法】上药研末，吹鼻取嚏。

【适应证】外邪侵袭，热毒搏结型扁桃体周脓肿。

【出处】贾一江等主编．当代中药外治临床大全［M］．北京：中国中医药出版社，1991.04.

（七）塞鼻法

处方 257

大黄、芒硝、雄黄各等份。

【用法】上药共研细末，以湿棉球蘸药少许，塞鼻。

【适应证】外邪侵袭，热毒搏结型扁桃体周脓肿。

【出处】贾一江等主编．当代中药外治临床大全［M］．北京：中国中医药出版社，1991.04.

二、非药物外治法

（一）刺络放血法

处方 258

三棱针针刺放血。

【操作】痈肿未成脓时，用三棱针于局部黏膜浅刺 5~6 次，或用尖刀轻轻划痕使其出血。

【适应证】扁桃体周脓肿。

【出处】王士贞等主编．中医耳鼻咽喉科学［M］．北京：中国中医药出版社，2003.01.

综合评按：扁桃体周脓肿，多因脏腑蕴热，复感风热邪毒，或异物、创伤染毒，内外热毒搏结咽喉，灼腐血肉而为脓，毒聚而成痈肿。本病较急、较凶险，临床上一般须内外并治。其外治法可直接使药物作用于患处，所以收效较快。历代治疗喉痈，外治诸法都是必不可少的。在临床使用时，可视病情轻重，酌情用一种或同时用几种疗法。其中含漱法、雾化吸入法，可用于较轻的病例，或作为其他疗法的先导或辅助。吹药法是主要治法之一，选用有消肿、解毒、排脓、生肌等作用的药物，适用于治疗喉痈的各个时期。在与病灶相对应的颈部皮肤外，可用敷药法。吹鼻、嗃鼻、噙药法，又可作辅助治法。刺络放血疗法使脓随血出，疼痛缓解可达立竿见影效果。绝大多数患者经恰当治疗，排出脓液后，疮口愈合而痊愈，预后良好。极少数患者因体质虚弱，或未及时有效地治疗等原因，脓毒蔓延，可伴发急喉风；或热入营血，热盛动风；或侵蚀破坏脉络导致大出血等危症。因此还须注意以下几点。①锻炼身体，增强体质，冷暖适宜，预防外邪侵袭。②积极治疗咽喉部急慢性疾病，保持口腔卫生。③适当多饮水，注意休息，吞咽困难者，进半流质或全流质饮食，以养护胃气。忌食辛辣炙煿、醇酒厚味。④积极治疗，严密观察病情变化。脓已成应及时排脓，保持引流通畅，并适时做好气管切开的准备。

第二十一节　慢性咽炎

慢性咽炎，是指以咽痛或异物感不适，咽部红肿，或喉底有颗粒状突起为主要特征的咽部疾病，常伴上呼吸道疾病，为咽科中的常见病。临床上多将此病分作三型：慢性单纯性咽炎、慢性增生性咽炎和慢性干燥性咽炎。此病多发于成年人，病因复杂，治疗棘手，且易复发。中医属于“喉痹”范畴。喉痹一词，最早见于帛书《五十二病方》，以后《内经》多次论述了喉痹，如《素问·阴阳别论》曰：“一阴一阳结，谓之喉痹。”痹者，闭塞不通之意。

1. 临床诊断

（1）病史：多有外感病史，或咽痛反复发作史。

（2）临床症状：起病急者，多表现为咽部疼痛为主，吞咽时咽痛加重；

病久者，则可出现咽干、咽痒、咽部微痛及灼热感、异物感、哽哽不利等种种咽喉不适的症状。

（3）辅助检查：咽黏膜充血、肿胀，咽后壁或见脓点；或见咽黏膜肥厚增生，咽后壁颗粒状隆起；或见咽黏膜干燥。

2. 中医分型

（1）外邪侵袭，上犯咽喉型：咽部疼痛，吞咽不利、偏于风热者，咽痛较重，吞咽时明显，发热，恶风，头痛，咳痰黄稠，舌苔薄黄，脉浮数；检查可见咽部黏膜鲜红、肿胀，或颌下有臖核。偏于风寒者，咽痛较轻，伴恶寒发热，身痛，咳嗽痰稀，舌质淡红，脉浮紧；检查见咽部黏膜淡红。

（2）肺胃热盛，上攻咽喉型：咽部疼痛较剧，吞咽困难，发热，口渴喜饮，口气臭秽，大便燥结，小便短赤，舌质红，舌苔黄，脉洪数。检查见咽部红赤肿胀明显，喉底颗粒红肿，颌下有臖核。

（3）肺肾阴虚，虚火上炎型：咽部干燥，灼热疼痛不适，午后较重，或咽部哽哽不利，干咳痰少而稠，或痰中带血，手足心热，舌红少津，脉细数。检查可见咽部黏膜暗红，或咽部黏膜干燥少津。

（4）脾胃虚弱，咽喉失养型：咽喉哽哽不利或痰黏着感，咽燥微痛，口干而不欲饮或喜热饮，恶心，或时有呃逆反酸，若受凉、疲倦、多言则症状加重。平素倦怠乏力，少气懒言，胃纳欠佳，或腹胀，大便不调，舌质淡红边有齿印，苔薄白，脉细弱。检查见咽黏膜淡红或微肿，喉底颗粒较多，可呈扁平或融合，或有少许分泌物附着。

（5）脾肾阳虚，咽失温煦型：咽部异物感，哽哽不利，痰涎稀白，面色苍白，形寒肢冷，腰膝冷痛，腹胀纳呆，下利清谷，舌质淡嫩，舌体胖，苔白，脉沉细弱。检查见咽部黏膜淡红。

（6）痰凝血瘀，结聚咽喉型：咽部异物感、痰黏着感、焮热感，或咽微痛，痰黏难咯，咽干不欲饮，恶心呕吐，胸闷不适，舌质暗红，或有瘀斑、瘀点，苔白或微黄，脉弦滑。检查见咽黏膜暗红，喉底颗粒增多或融合成片，咽侧索肥厚。

一、药物外治法

（一）雾化吸入法

处方 259

穿心莲注射液 1 支。

【用法】采用超声雾化器进行雾化吸入，先将蒸馏水 250ml 加入到超声雾化吸入器水槽内。将穿心莲注射液 1 支 2ml 用生理盐水稀释后加入雾化罐，接通电源，打开开关 30 秒蒸汽喷出，患者吸 30 分钟，每天 2 次，一般治疗 1 周。

【适应证】外邪侵袭、上犯咽喉型及肺肾阴虚、虚火上炎型慢性咽炎。

【出处】《中国民间疗法》2011，19（12）：21.

处方 260

双黄连注射液。

【用法】用双黄连 1.2g 加生理盐水 50ml 稀释后加氢化可的松 50mg，超声雾化吸入。

【适应证】慢性咽炎。

【出处】《光明中医》2009，24（9）：1719.

处方 261

玄参 20g，大青叶 15g，牛蒡子 10g，金银花 15g，桔梗 6g，甘草 6g，薄荷 9g。

【用法】用壶式、杯式或瓶式雾化法，将气雾吸入，每天数次。

【适应证】慢性咽炎。

【出处】贾一江等主编 . 当代中药外治临床大全［M］. 北京：中国中医药出版社，1991.04.

（二）含漱法

处方 262

生地 10g，玄参、大青叶各 15g。

【用法】上药煎水，放冷，喝一口含在口中，停半分钟漱口吐出，再含第二口，如此反复数次，可连续应用，直至病愈。

【适应证】肺肾阴虚，虚火上炎型慢性咽炎。

【出处】贾一江等主编 . 当代中药外治临床大全［M］. 北京：中国中医药出版社，1991.04.

（三）穴位注射法

处方 263

葛根素注射液注射。

【用法】双扁桃体穴，位于下颌角下缘颈总动脉搏动处前方。局部皮肤消毒，用 5 号注射针头，抽取葛根素注射液 4ml，于穴位处快速进针，回抽无血，慢慢推 1ml，对侧同样操作。隔天 1 次，3 次为 1 个疗程，治疗 1~3 个疗程。

【适应证】慢性咽炎。

【出处】《时珍国医国药杂志》2007，18（9）：2324.

处方 264

鱼腥草注射液。

【用法】双鱼际穴，位于第 1 掌骨中点。鱼腥草注射液注入天突、双侧鱼际穴。穴位处局部皮肤消毒，用 5 号注射针头，抽取鱼腥草注射液 2ml，于穴位处快速进针，回抽无血，慢慢推 1ml，对侧同样操作。每天 1 次，3 次 1 个疗程，治疗 1~3 个疗程。

【适应证】慢性咽炎。

【出处】《宁夏医学杂志》2006，28（1）：75.

处方 265

柴胡注射液 2ml。

【用法】治疗取穴天突、大椎、三阴交。5ml 注射器抽取柴胡注射液 2ml，皮肤常规消毒，对准穴位缓慢进针，回抽无血后方开始注药每穴每次 0.5ml，注射完毕后快速拔针，压迫止血，隔天 1 次。7 天为 1 个疗程，治疗 10 个疗程。

【适应证】外邪侵袭，上犯咽喉型慢性咽炎。

【出处】《医学理论与实践》2012，25（15）：1877–1878.

（四）药包热敷法

处方 266

商陆根。

【用法】将商陆根煨热，布包后热敷头部、颈部，药袋冷则更换，每天2次，每次20分钟，可连用7~10天。

【适应证】慢性咽炎。

【出处】贾一江等主编. 当代中药外治临床大全［M］. 北京：中国中医药出版社，1991.04.

（五）穴位贴敷法

处方 267

白芥子、甘遂各等份。

【用法】取天突、中脘、肺俞、胃俞、大椎。在每年的三伏天内，将白芥子炒黄，与甘遂共打粉，用生姜汁调成蚕豆大饼状的药膏，每穴1块，贴敷于上述穴位，给予2~3小时的发疱灸。每年的头伏、中伏、末伏各贴药治疗1次，2年为一个疗程。

【适应证】脾胃虚弱，咽喉失养型慢性咽炎。

【出处】《实用中医药杂志》2014，30（4）：331.

处方 268

白芥子、细辛各等份。

【用法】把白芥子、细辛打成粉末，用姜汁调成糊状，贴在天突、大椎、肺俞、脾俞等穴位，每天1次，连续10天。

【适应证】脾胃虚弱，咽喉失养型慢性咽炎。

【出处】《中国民间疗法》2010，23（6）：116–117.

二、非药物外治法

（一）隔蒜灸

处方 269

大蒜、艾炷。取穴：合谷。

【用法】患者选取坐位，双手自然置于桌面上，医者选好穴位，局部点揉按摩穴位，患者有酸胀感即可。把独头大蒜或大瓣蒜切成直径 2.0~2.5cm、厚约 0.3cm 的薄片，用针灸针在蒜片中央刺数孔，放在穴位上，上置直径 0.8~1cm、高 1.0~1.5cm 圆锥状艾炷点燃施灸，每次灸 5~7 壮，局部潮红、稍有烫痕或自然起疱为止。2 日之内灸处勿沾水，以防感染。每周治疗 2 次，4 次为 1 疗程，治疗 2 个疗程。

【适应证】肺肾阴虚，虚火上炎型慢性咽炎。

【注意事项】应少食煎炒和刺激性食物，减少烟酒及其他粉尘刺激，注意休息，减少操劳，避免长时间大声说话。

【出处】《中国针灸》2012，32（1）：58.

（二）刺络放血法

处方 270

三棱针针刺耳背血管。

【操作】取上下耳背近耳轮处明显的血管各 1 根，搓揉 3 分钟使其充血，按常规消毒后，左手将耳背拉平，中指顶于内侧耳甲腔，右手持经消毒后的三棱针，点刺血管使其自然出血，0.5~1ml 即可。然后用消毒棉签擦去血液，盖以消毒敷料，贴上胶布，数天内勿被水浸，以防感染。隔周选对侧耳背交替放血，4 周为 1 疗程。

【适应证】痰凝血瘀，结聚咽喉型慢性咽炎。

【出处】《陕西中医》2012，33（5）：597-598.

（三）针刺法

处方 271

主穴取天突。肺胃实热型配廉泉、少商、尺泽、内庭；肾阴不足型配廉泉、鱼际、太溪、照海。

【操作】采用 0.30mm×40mm 毫针，针刺天突穴时，嘱患者仰卧位，常规消毒后，于颈部呈 10 度角进针，靠胸骨后方刺入 1~1.5 寸，根据患者证型加用配穴。肺胃实证采用泻法，肾阴不足证应补泻结合。在针刺过程中，患者会出现唾液大量分泌现象，嘱患者缓慢咽下，不宜吐出。每日针 1 次，每次留针 30 分钟，每 15 分钟行针 1 次。治疗 7 次为 1 个疗程，间隔 7 天进行第 2 个疗程，共 2 个疗程。

【适应证】肺胃热盛，上攻咽喉型及肺肾阴虚，虚火上炎型慢性咽炎。

【出处】《上海针灸杂志》2014，33（6）：574.

处方 272

尺泽、天突、扶突。

【操作】嘱患者取仰靠坐位，穴位皮肤常规消毒，将中号一次性浮针针芯上的软管旋转后，装入浮针专用进针器的固定槽内，将与弹性装置相连的连杆拉到卡槽内。医者右手持进针器，按压进针器右侧按键将针快速刺入皮肤，进针时进针器头部搁置于皮肤上，与皮肤呈 15~25 度角刺入，随即手配合将针身与进针器分离，此时针尖略达肌层，用右手轻轻提拉，使针身离开肌层，退于皮下，再放倒针身，做好运针准备。运针时单用右手，沿皮下向前推进，推进时稍稍提起针尖，使针尖勿深入，可见皮肤呈线状隆起。患者没有酸、胀、麻的感觉。待针身完全进入皮下后将针尖后退至套在针芯上的软管内行扫散动作，扫散时以进针点为支点，手握针座，使针体在皮内做大幅度的弧形扫散动作，要求频率一致、手法轻柔，扫散的频率为 100 次 / 分钟。扫散的同时医生左手配合轻轻上下按揉患者喉结两侧，并嘱患者做吞咽动作。扫散时间一般为 2 分钟，扫散完成后将针芯抽出，用胶布固定好软管，埋在体内 3~5 小时后取出。3 个穴位进行同样的操作。隔天治疗 1 次，治疗 3 次为 1 疗程。

【适应证】肺肾阴虚，虚火上炎型慢性咽炎。

【注意事项】治疗期间嘱患者避免吸入粉尘和有害气体；忌烟酒及辛辣刺激类的食物；少讲话。

【出处】《中国针灸》2013，33（3）：227-228.

处方 273

咽炎穴（位于双手掌面，中指指掌关节横纹正中）。

【操作】局部消毒后取1寸毫针，医者持针快速直刺进针深达骨面（不可伤及骨膜），捻转得气后针尖退至皮下，然后针体与手掌面形成30°再向掌心斜刺，间歇捻转，手同步进行，行针30分钟即可，每日1次，10天为1个疗程。

【适应证】慢性咽炎急性发作。

【出处】《山西中医》2008，24（9）：10.

（四）推拿法

处方 274

太冲穴、合谷穴、肝俞穴、肺俞穴、肾俞穴、廉泉穴、天突穴、人迎穴、气舍穴、扶突穴、风池穴、风府穴、肩井穴。

【操作】①患者取仰卧位，医者先用拇指指腹由廉泉揉至天突穴，往返10次；再用拇指桡侧端自廉泉推至天突，往返10次；再由扶突推至天鼎穴，两侧各5次。②用双手指自人迎穴推至气舍穴，往返5次。③用一手拇指与食、中两指相对捏住患者气管两侧，进行自上而下的指揉法3分钟；再用拇指指腹揉按、点颤廉泉穴及天突穴各5分钟，直至咽部有热感。④患者取俯卧位，医者先在其背部施双掌揉法约5分钟，然后在其颈部沿膀胱经自上而下指揉3~5遍，重点点按肺俞、肝俞、肾俞，各1分钟，酸胀得气为佳。⑤用一手拇指点按患者合谷穴，同时另一手拇指点按同侧太冲穴，约3分钟。⑥患者取坐位，医者先点按风池、风府各1分钟，再提拿两侧颈肩5次。上述治疗每天施行1次，以7次为1个疗程，每2个疗程间隔1天，一般治疗4个疗程判定疗效。

【适应证】外邪侵袭，上犯咽喉型慢性咽炎。

【出处】《按摩与导引》2009，5（3）：47.

（五）穴位埋线法

处方 275

天突、足三里、列缺、太溪、阳陵泉。

【操作】先行针刺，取天突、足三里、列缺、太溪、阳陵泉。得气后，天突、阳陵泉、列缺穴行平补平泻法，足三里、太溪行补法，留针 30 分钟，每天 1 次，10 次为 1 疗程。针刺治疗 1 疗程后让患者仰卧，天突穴埋线，取 9 号一次性针头，用持针钳取一段 11.5cm 已消毒的羊肠线（2-0 号肠线剪成 1~1.5cm 长，浸泡于 75% 乙醇 30 分钟），放置于针头前端，其后插入无头毫针（由 2 寸 28 号剪断尖头制成），将针头快速刺入皮下，然后将针尖转向下方，紧靠胸骨后方刺入 1~1.5 寸。当患者有局部酸胀，咽部有紧塞感后，左手持干棉球固定穴位，右手食指轻推毫针，中指拇指持针头后退，待落空感后示肠线已植入穴位，退出针头，贴上创可贴，24 小时后除去创可贴。穴位埋线每 15 天 1 次，2 次为 1 疗程。

【适应证】慢性咽炎。

【出处】《浙江中医杂志》2007，42（8）：471.

（六）刮痧法

处方 276

颈前、颈两侧、后颈。

【操作】即首先对患者进行适当的揉拿放松，主要是揉拿患者的阳溪穴、曲池穴以及穴位周边的肌肉、肌腱等部位，然后再使用润滑液润滑刮痧板，并在患者颈前、颈两侧、后颈等部位依次进行刮痧，出痧后再利用三棱针针刺大椎、少商、金津、天突等穴位，使其出血，然后再进行拔罐，大约进行 10 分钟，最后用淡盐水进行漱口。

【适应证】外邪侵袭，上犯咽喉型慢性咽炎。

【出处】《中国民间疗法》2010，23（6）：116-117.

综合评按：外治疗法简便易行，无毒副作用，易于被患者接受。推拿疗法是民间常用的方法之一，一般对穴位经数次推拿提捏，局部发红后，患者即感咽部清爽。药包热敷法通过热刺激均改善局部血运循环，促进药物吸收以缓解咽喉部不适症状；雾化吸入法、含漱法药液直接作用于咽腔，效果明显，操作简便，且无痛苦患者宜接受；穴位注射法、穴位贴敷法、穴位埋线法、针刺法、隔蒜灸法均通过穴位刺激，经络传导以达治病目的；刺络放血法、刮痧法则为活血通络法的具体表现，对长期反复的慢性咽炎有一定疗效。因环境、饮食、情志等多种原因所致，慢性咽炎病程缠绵，反复发作。除以上外治方法，还应根据病情，内外兼治灵活用药。该病起病急者，若得到及时恰当的治疗，多可痊愈。病久而反复发作者，往往症状顽固，较难治愈。因此还须注意以下几点。①饮食有节，起居有常：忌过食辛辣醇酒及肥甘厚味。②注意保暖防寒，改善环境，减少空气污染。③加强体育锻炼，戒除烟酒。④积极治疗邻近器官的疾病以防诱发本病，如伤风鼻塞、鼻窒、鼻渊、龋齿等。

第二十二节　喉息肉

喉息肉，是指以声音嘶哑为主要特征的喉部疾病。喉科病中的急慢性炎症性疾病、喉肌无力、声带麻痹、声带小结等可参考本病进行施治。中医属于“喉喑”范畴，明代《医学纲目》提出“喉喑”这一病名，并将喉喑与舌喑分开：“喑者，邪入阴部也……然有二症：一曰舌喑……一曰喉喑，乃痨嗽失音之类是也。喉喑但喉中声嘶，而舌本则能转运言语也。”

1. 临床诊断

（1）病史：多有受凉感冒或过度用声史，或声音嘶哑反复发作史。

（2）临床症状：以声音嘶哑为主要症状，轻者，仅声音发毛、变粗或声音不扬；程度较重者，可有明显的声嘶，甚至完全失音，可伴有咽喉不适。

（3）辅助检查：喉黏膜及声带鲜红肿胀；或声带淡红、肥厚，边缘有小结或息肉，声门闭合不全；或喉黏膜及声带干燥、变薄；或声带活动受限、固定；或声带松弛无力。

2. 中医分型

（1）风寒袭肺型：猝然声音不扬，甚则嘶哑，喉微痛微痒，咳嗽声重，发热恶寒，头身痛，无汗，鼻塞，流清涕，口不渴，舌苔薄白，脉浮紧。检查见喉黏膜微红肿，声门闭合不全。

（2）风热犯肺型：声音不扬，甚则嘶哑，喉痛不适，干痒而咳，发热，微恶寒，头痛，舌边微红，苔薄黄，脉浮数。检查见喉黏膜及声带红肿，声门闭合不全。

（3）痰热壅盛型：声音嘶哑，甚则失音，咽喉痛甚，咳嗽痰黄，口渴，大便秘结，舌质红，苔黄厚，脉滑数。检查见喉黏膜及室带、声带深红肿胀，声带上有黄白色分泌物附着，闭合不全。

（4）肺肾阴虚型：声音嘶哑日久，咽喉干涩微痛，喉痒干咳，痰少而黏，时时清嗓，症状以下午明显，可兼有颧红唇赤、头晕耳鸣、虚烦少寐、腰膝酸软、手足心热，舌红少津，脉细数。检查见喉黏膜及室带、声带微红肿，声带边缘肥厚，或喉黏膜及声带干燥、变薄，声门闭合不全。

（5）肺脾气虚型：声嘶日久，语音低沉，高音费力，不能持久，劳则加重，上午症状明显，可兼有少气懒言、倦怠乏力、纳呆便溏、面色萎黄，舌体胖有齿痕，苔白，脉细弱。检查见喉黏膜色淡不红，声带肿胀或不肿胀，松弛无力，声门闭合不全。

（6）血瘀痰凝型：声嘶日久，讲话费力，喉内异物感或有痰黏着感，常需清嗓，胸闷不舒，舌质暗红或有瘀点，苔薄白或薄黄，脉细涩。检查见喉黏膜及室带、声带、杓间区暗红肥厚，或声带边缘有小结及息肉状组织突起、常有黏液附其上。

一、药物外治法

（一）雾化吸入法

处方 277

鱼腥草注射液、复方丹参注射液。

【用法】鱼腥草注射液和复方丹参注射液各 4ml 进行混合后溶于生理盐

水中进行雾化吸入治疗。患者每次雾化治疗时间持续 20 分钟，每天治疗 2 次，持续治疗 7 天。

【适应证】喉喑。

【出处】《临床医学工程》2016，23（9）：1219-1220.

处方 278

南北沙参各 10g，天花粉 9g，嫩射干 4.5g，牛蒡子 10g，凤凰衣 9g，生甘草 3g。

【用法】在中药内服的基础上，将上药煎汤，并精制成浓缩液 15ml/ 支。每次雾化熏蒸取药液 1 支，时间 15 分钟，每天 1 次。

【适应证】肺肾阴虚型喉喑。

【出处】《四川中医》2013，31（12）：114-116.

（二）吹药法

处方 279

冰片 3g，硼砂 3g，青黛 1.5g。

【用法】上药研细粉，以纸管或喷药器，吹入咽喉，每天 3~5 次。

【适应证】喉喑。

【出处】贾一江等主编 . 当代中药外治临床大全［M］. 北京：中国中医药出版社，1991.04.

（三）离子导入法

处方 280

红花、橘络、乌梅、绿茶、甘草、薄荷。

【用法】上药水煎取汁，作喉局部直流电离子导入治疗。每次 20 分钟，每天 1 次，5 天 1 疗程。

【适应证】血瘀痰凝型喉喑。

【出处】王士贞等主编 . 中医耳鼻咽喉科学［M］. 北京：中国中医药出版社，2003.01.

（四）嗃鼻法

处方 281

如圣散：雄黄、白矾、黎芦、猪牙皂各等份。

【用法】上药共研细末，取药末少许，嗃鼻取嚏。

【适应证】痰热壅盛型喉喑。

【出处】贾一江等主编．当代中药外治临床大全［M］．北京：中国中医药出版社，1991.04.

处方 282

提妙丹：猪牙皂 30g，丝瓜子 50g，冰片少许研匀。

【用法】共研极细末贮瓶，每次取药末少许，嗃鼻取嚏。

【适应证】痰热壅盛型喉喑。

【出处】贾一江等主编．当代中药外治临床大全［M］．北京：中国中医药出版社，1991.04.

（五）塞鼻法

处方 283

巴豆霜、细辛、薄荷、冰片各等份。

【用法】上药研末，取适量，纱布裹之塞于鼻孔。

【适应证】痰热壅盛型喉喑。

【出处】贾一江等主编．当代中药外治临床大全［M］．北京：中国中医药出版社，1991.04.

（六）发疱法

处方 284

喉科异功散：斑蝥 12g（去翅足，拌糯米炒黄，去米）、血竭、乳香、没药、全蝎、玄参各 2g，麝香、冰片各 1g。

【用法】共研细末瓶贮，用时先在患者颈前按压，找到明显的压痛点后，以甲紫标记，次用小块胶布，中剪一小孔，孔对标记处贴上，挑药末如黄豆大置孔中，上盖胶布固定。夏天 2~3 小时即发疱。冬季 6 小时后起泡。起泡后揭去胶布，以消毒针头刺破水疱，流出黄水，涂以甲紫溶液，盖上敷料。

【适应证】喉喑。

【注意事项】糖尿病及末梢循环障碍者禁用。

【出处】《冷庐医话》。

（七）穴位注射法

处方 285

复方丹参注射液。

【用法】人迎、水突、廉泉，每次选 2~3 穴，每次注射 0.5~1ml，隔天 1 次。5 次 1 疗程。

【适应证】喉喑。

【出处】王士贞等主编．中医耳鼻咽喉科学［M］．北京：中国中医药出版社，2003.01.

二、非药物外治法

（一）耳穴压豆法

处方 286

选取咽喉、声带、肺、大肠、神门、内分泌、皮质下、平喘等穴，脾虚者加脾、胃，肾虚者加取肾。

【用法】上穴埋压王不留行籽，胶布固定。每次选 3~4 穴，贴压 3~5 天。

【适应证】喉喑。

【出处】王士贞等主编．中医耳鼻咽喉科学［M］．北京：中国中医药出版社，2003.01.

（二）针灸法

处方 287

人迎、百会、四神聪、印堂、合谷、三阴交、太冲穴。

【操作】患者仰卧位，穴位皮肤用 75% 乙醇常规消毒，使用

0.30mm×40mm 规格针灸针，针刺人迎穴操作方法如下：医者押手拨开颈动脉，对准腧穴，将毫针缓慢刺入穴位 0.3~0.5 寸，针尖向咽喉方向，患者出现有窒息样沉重针感为止，电针仪连接双侧四神聪、双侧人迎，共 2 组，采用 1Hz，连续波，电流大小以患者舒适为度。留针 30 分钟。

【适应证】喉喑。

【出处】《中医外治杂志》2018，27（2）：60.

处方 288

主穴：人迎、水突、扶突、廉泉、上廉泉穴。辨证配穴：气机郁滞明显者则加百会、膻中、气海、鸠尾、大包调理气机；血行瘀阻者则取太冲、合谷、三阴交、照海、太溪、复溜通经化瘀；痰结郁络者则取足三里、公孙、地机、上巨虚、下巨虚、丰隆穴。

【操作】患者取仰卧位，低枕，头稍后仰，人迎、水突、扶突局部常规消毒，用 1.5 寸毫针，以刺手推开颈动脉并快速刺入皮下，进针达一定深度后局部有针感即可。廉泉、上廉泉按照常规取穴方法。一般留针 20~30 分钟，其间因患者有吞咽等生理反射，会使针身向外退出，可行针 1 次，捻针 5~7 次，平补平泻。留针时患者切忌讲话，在手法上忌大幅度捻转提插。辨证配穴根据辨证选择 1 组穴位，按照常规取穴方法，暴喑者以泻法为主，久喑者以补法为主。针刺上述穴位，每天 1 次。10 天为 1 疗程，疗程间休息 2~3 天，共治 5 个疗程。

【适应证】血瘀痰凝型及痰热壅盛型喉喑。

【出处】《新中医》2012，44（2）：87–88.

处方 289

主穴取廉泉、通里。配穴取天突、孔最、合谷、鱼际、内庭。

【操作】风寒型加孔最，风热型加合谷、天突、鱼际、内庭。鱼际以三棱针点刺出血，余穴均用泻法，不留针。每天 1~2 次，3 天为 1 个疗程。

【适应证】风寒袭肺型、风热犯肺型喉喑。

【出处】《针灸临床杂志》2010，26（5）：27.

（三）导引法

处方 290

【操作】①凸腹气息练习：自然站立，双目平视，肩、胸、双臂放松，即肩、颈、下颌和喉部肌肉放松，双手重叠，掌心放在“丹田穴”（脐下 3 寸）位置。呼气时脐及脐下方用力向内凹陷，吸气时脐及脐下方用力向外凸出，每分钟呼、吸各 16 次。每天练习 20 分钟，连做 1 周。②凸腹控制横膈膜练习：自然站立，吸气时脐及脐下方用力向外凸出，然后保持此状态发“嘶”声，要求缓慢、清晰，与此同时，脐及脐下方仍要保持外凸状。气息用完后，口鼻同时吸气再开始发“嘶”。要求每次发“嘶”要保持 30 秒，每天练习 20 分钟，连做 1 周。③快速呼吸练习：自然站立，将凸腹凹腹气息练习快速化，即每分钟呼、吸各 50 次，每次练习 1 分钟，每天练习 5 次，连做 1 周。④放松舌根喉部肌肉练习：自然站立，上身前倾，双手掐腰。嘴张大，舌头自然伸出口腔外，以颈椎为轴，轻轻摆动头部从而带动舌体甩动，以舌边碰到嘴角为度。每次练习 1 分钟，每天练习 5 次，连做 1 周。注意：有严重颈椎病的患者禁做此练习。⑤诵读发声练习：在前 4 种练习完全掌握的基础上，进行实际发声运用练习。先选择五言唐诗，慢慢诵读，体会由气息发声的感觉；再进行七言唐诗、散文、报刊文章的诵读，语速逐渐加快，以接近或达到正常人交流的语速标准。每次练习 20 分钟，连做 1 周。

【适应证】喉息肉术后喉喑。

【出处】《医药论坛杂志》2008，29（3）：43-44.

（四）激光疗法

处方 291

人迎、水突、廉泉。

【操作】取喉周穴位，如人迎、水突、廉泉等，每次选 2~3 穴，用氦－氖激光治疗仪直接照射局部，每次每穴照射 5 分钟，每天 1 次。

【适应证】喉喑。

【出处】王士贞等主编 . 中医耳鼻咽喉科学［M］. 北京：中国中医药出

版社，2003.01.

综合评按： 喉喑有虚实之分，实证者多由风寒、风热、痰热犯肺，肺气不宣，邪滞喉窍，声门开合不利而致，即所谓“金实不鸣”“窍闭而喑”。虚证者多因脏腑虚损，喉窍失养，声户开合不利而致，即所谓“金破不鸣”。有虚有实，治疗须辨寒热虚实，唯病发咽喉声带，可以通过口鼻直接给药于患处，外治的疗效尤为显著。病位上靠咽部而较浅者，用吹药法；病位深入者，则将药液雾化，采用吸入法；将药液至喉部颈前皮肤上于离子导入，内外分途，各有至理。咽与口鼻相通，同为肺之所属，故喉闭属实者，可用嗃鼻、塞鼻法，使肺窍利，肺气通。耳穴压豆、针灸、发疱三法，通过经络调理肺气的疏闭，也很方便。穴位注射法，既取药物之长，也取经络特点，当有良效。激光疗法，通过热效应刺激喉部周围穴位以改善血运循环达到消肿散结之效。导引法中科学发声练习，对术后声带恢复有积极作用。总之，喉喑的原因虽较复杂，治疗的方法也很丰富，善于化裁、取舍者，临床上会有很好收获的。该病起病急骤者，经及时适当治疗，一般可恢复，小儿患者治疗不及时，可并发急喉风危及生命。反复发作者，则病程迁延，缠绵难愈。因此还须注意以下几点。①加强体育锻炼，增强体质，积极防治感冒及鼻腔、鼻窦、鼻咽、口腔疾病。②注意声带休息，避免用声过度。③避免粉尘及有害化学气体的刺激。④节制烟酒，少食辛辣之品及冷饮。

第二十三节　急性扁桃体炎

急性扁桃体炎，是腭扁桃体的非特异性急性炎症，也可伴有一定程度的咽黏膜及其他淋巴组织的炎症，但以腭扁桃体的炎症为主。可分为急性充血性扁桃体炎和急性化脓性扁桃体炎两类。中医属于“风热乳蛾”范畴。

1. 临床诊断

（1）病史：常有受凉、疲劳、外感病史或咽痛反复发作史。

（2）临床症状：急骤发作者，咽痛剧烈，吞咽困难，痛连耳窍。全身可伴有畏寒、高热、头痛、纳差、乏力、周身不适等。小儿可有高热、抽搐、呕吐、昏睡等症。

（3）辅助检查：起病急骤者，喉核红肿，连及喉关，喉核上可有黄白色脓点，重者喉核表面腐脓成片，但不超出喉核范围，且易拭去，颌下有臖核。

2. 中医分型

（1）风热外袭，肺经有热：病初起咽喉干燥灼热，疼痛逐渐加剧，吞咽时更重。全身症伴见头痛，发热，微恶风，咳嗽，舌质红，苔薄黄，脉浮数等。检查见喉核红肿，连及喉关，喉核表面有少量黄白色腐物。

（2）邪热传里，肺胃热盛：咽部疼痛剧烈，连及耳根，吞咽困难，痰涎较多。全身症伴见高热，口渴引饮，咳嗽痰黄稠，口臭，腹胀，便秘溲黄，舌质红，苔黄厚，脉洪大而数。检查见喉核红肿，有黄白色脓点，甚者喉核表面腐脓成片，咽峡红肿，颌下有臖核。

一、药物外治法

（一）含漱法

处方 292

金银花、甘草、桔梗适量。

【用法】上药煎煮成药液，冷却后含漱，每日数次。

【适应证】风热外袭，肺经有热型急性扁桃体炎。

【出处】王士贞等主编．中医耳鼻咽喉科学［M］．北京：中国中医药出版社，2003.01.

处方 293

荆芥、菊花适量。

【用法】上药煎成药液，冷却后含漱，每日数次。

【适应证】风热外袭，肺经有热型急性扁桃体炎。

【出处】王士贞等主编．中医耳鼻咽喉科学［M］．北京：中国中医药出

版社，2003.01.

（二）雾化吸入法

处方 294

蝉蜕 6g，浙贝母、木蝴蝶各 10g，蒲公英、鱼腥草、板蓝根各 20g。

【用法】上药煎煮后，将药液雾化后吸入，每天 2 次。

【适应证】风热外袭，肺经有热型急性扁桃体炎。

【出处】《浙江中医杂志》2015，50（4）：262.

处方 295

野菊花注射液。

【用法】野菊花注射液 2ml 加入 0.9% 氯化钠注射液 2ml，超声雾化吸入。每天 1 次，每次 20 分钟，共持续 3~5 天。

【适应证】风热外袭，肺经有热型急性扁桃体炎。

【出处】《内蒙古中医药》2018，37（2）：82–83.

处方 296

三根喷喉方：岗梅根、山豆根、两面针、甘草、冰片。

【用法】上药制成水剂，取药液 15ml，加入雾化器中雾化，每天 2 次，每次 15 分钟，3 天为 1 疗程。

【适应证】风热外袭，肺经有热型急性扁桃体炎。

【出处】《光明中医》2017，32（14）：1991–1993.

（三）涂擦法

处方 297

儿茶、柿霜各 9g，冰片 0.6g，枯矾 6g。

【用法】上药研末，用甘油调成糊状，涂抹扁桃腺患处。每天 2 次，3 天为 1 疗程。

【适应证】急性扁桃体炎。

【出处】贾一江等主编．当代中药外治临床大全［M］．北京：中国中医药出版社，1991.04.

（四）贴敷法

处方 298

釜底抽薪散：吴茱萸、大黄、黄连、胆南星各 3g。

【用法】将上述药物研成细末，用食醋调成糊状，并用干净纱布包好，睡前用温开水洗脚，熟睡后将药物敷于双足涌泉穴，并用纱布包扎固定，贴敷时间不低于 8 小时，连续治疗 5 天。

【适应证】风热外袭，肺经有热型急性扁桃体炎。

【出处】《中国临床研究》2015，2（5）：661-663.

处方 299

咽扁贴：青黛、射干、蒲公英、牛蒡子、冰片。

【用法】上药按一定比例共研为末，备用。患儿取坐位或卧位，微仰头暴露天突穴，清洁表面皮肤，待干，将药物用蜂蜜调成糊状，用自制成型器做成直径 1.5~2cm 小药饼，置于 6cm×7cm 自粘无菌贴敷之上，轻轻按压于穴位皮肤之上。急性期每日 1 次，每次贴 2~4 小时，连用 7 日。

【适应证】邪热传里，肺胃热盛型急性扁桃体炎。

【出处】《四川中医》2012，30（12）：120-121.

（五）穴位注射法

处方 300

柴胡注射液或鱼腥草注射液。

【用法】脾俞、肩井内五分、曲池、天突、孔最穴。患者取坐位，用 75% 乙醇棉签常规消毒，持 5ml 注射器，7 号针头，吸取柴胡注射液或鱼腥草注射液，避开穴位表面血管，针头对准穴位垂直刺入，回抽无血，再将药液缓慢推入穴位，每次取一侧的 1~3 穴，每穴注射 2ml，注射完毕，用棉签按压针眼 3~5 分钟不出血即可。治疗 5 次为 1 疗程，一般需 1~2 个疗程。

【适应证】急性扁桃体炎。

【出处】王士贞等主编. 中医耳鼻咽喉科学［M］. 北京：中国中医药出版社，2003.01.

二、非药物外治法

（一）推拿联合刮痧法

处方 301

大椎、翳风、曲池、合谷、天河水、六腑、膀胱经第 1 侧线及太溪穴。

【操作】先用推法开天门、推坎宫、揉太阳穴各 30 次。患儿取俯卧位，充分暴露刮治部位，操作者握持刮痧板，先用刮痧板边缘把滴在皮肤上的刮痧油涂匀，沉肩、垂肘、运腕、用指，使刮痧板与刮拭部位角度为 45~90 度。轻压患儿的皮肤，一般采用轻刮法和直线刮法。每天 1 次，治疗 3 天。

【适应证】风热外袭，肺经内热型急性扁桃体炎。

【注意事项】刮拭结束后，用清洁的卫生纸或毛巾按压所刮之处，擦拭干净残留的油渍，迅速穿衣保暖。操作后饮温开水 1 杯，勿汗出当风。治疗 3 小时后方可洗澡。

【出处】《中医儿科杂志》2017，13（1）：44-47.

（二）刺络放血法

处方 302

双侧少商穴、大椎穴、双肺俞穴。

【操作】选好部位消毒后，应用三棱针对特定部位点刺放血，出血量 1~2ml。操作完毕后严格消毒，嘱患者操作部位保持清洁干燥，以防出现感染。此操作每天 1 次，3 天为 1 个疗程。

【适应证】风热外袭，肺经有热型急性扁桃体炎。

【注意事项】治疗期间切忌食用油腻、生冷、辛辣等刺激性食物，多食用新鲜瓜果蔬菜，饮用温热开水，注意休息。

【出处】《中医临床研究》2018，10（29）：1-2.

处方 303

双侧少商穴。

【操作】先局部用复合碘消毒棉签消毒，再用手捋患者一侧手臂，从上臂往下沿腕关节直捋至拇指末端，往返 7~8 次，使拇指局部血液充盈，然后左手握紧拇指根部，右手持三棱针用点刺法快速点刺少商穴，直刺0.1寸，急入急出，出血米粒大即可。然后按同法刺另一侧少商穴位。术后局部再次给予复合碘消毒棉签消毒，无须包扎，禁止沾水 2 小时。每天 1 次，共治疗 3 天。

【适应证】急性扁桃体炎。

【注意事项】治疗期间切忌食用油腻、生冷、辛辣等刺激性食物，多食用新鲜瓜果蔬菜，饮用温热开水，注意休息。

【出处】《中医儿科杂志》2017，13（5）：82–84.

综合评按：急性扁桃体炎，起病急骤者，多为风热之邪乘虚外袭，火热邪毒搏结喉核而致。若病久体弱，脏腑失调，邪毒久滞喉核，易致病程迁延，反复发作。本病多局限在腭扁桃腺，应用含漱、含服、雾化吸入等法，可以使药物直接作用于病位，发挥清热解毒、活血消肿的作用，疗效非常显著。贴敷法、穴位注射法等，通过穴位刺激与药物作用，以达到治疗目的。刮痧法、刺络放血法均为“热随血出，血出热散”，通过放血（出痧）以达清热消肿止痛之效。中药外治法是急性扁桃体炎的主要治法之一。一般单用外治法即可治愈，不失为一种简便而有效的疗法。同时还须注意以下几点：①重视体育锻炼，增强抗病能力，可以预防或减少乳蛾发作。②食饮有节，少食辛辣炙煿之品，以免脾胃蕴热；按时作息，不妄劳作，以免虚火内生。③乳蛾急发者应彻底治愈，以免迁延日久，缠绵难愈。④注意口腔卫生，及时治疗邻近组织疾病。

第二十四节　慢性扁桃体炎

慢性扁桃体炎，是因机体抵抗力下降及变态反应引起的腭扁桃体的慢性非特异性炎症，是指以咽痛或异物感不适，喉核红肿，表面可有黄白脓点为主要特征的咽部疾病。中医属于“虚火乳蛾”范畴。

1. 临床诊断

（1）病史：急性扁桃体炎、扁桃体周围脓肿的病史或咽痛反复发作史。

（2）临床症状：迁延日久者，咽干痒不适，咽中不利，或咽痛、发热反复发作。

（3）辅助检查：迁延日久可见喉关暗红，喉核肥大或干瘪，表面凹凸不平，色暗红、上有白星点，挤压喉核，有白色腐物自喉核隐窝口溢出。

2. 中医分型

（1）肺肾阴虚，虚火上炎型：咽干，微痒微痛，咽中不利，午后症状加重。全身可见午后颧红，手足心热，失眠多梦，或干咳痰少而黏，耳鸣眼花，腰膝酸软，大便干，舌质干红，少苔，脉细数。检查见喉核肥大或干瘪，表面不平，色潮红，或有细白星点，喉核被挤压时，有黄白色腐物自隐窝口内溢出。

（2）脾胃虚弱，喉核失养型：咽干痒不适，异物梗阻感，咳嗽痰白，胸脘痞闷，易恶心呕吐，口淡不渴，大便不实，舌质淡，苔白腻，脉缓弱。检查见喉核淡红或淡暗，肥大，溢脓白黏。

（3）痰瘀互结，凝聚喉核型：咽干涩不利，或刺痛胀痛，痰黏难咯，迁延不愈，舌质暗有瘀点，苔白腻，脉细涩。检查见喉关暗红，喉核肥大质韧，表面凹凸不平。

一、药物外治法

（一）吹喉法

处方 304

冰硼散：玄明粉 15g，朱砂 1.8g，硼砂 9g，冰片 1.2g。

【用法】上药研为细末，装瓶密封。用时取少量吹入咽喉，每天 3 次，10 天为 1 疗程。

【适应证】慢性扁桃体炎。

【出处】王士贞等主编 . 中医耳鼻咽喉科学［M］. 北京：中国中医药出版社，2003.01.

（二）含漱法

处方305

（1）阴虚证：百合固金汤（生地黄、熟地黄、当归、芍药、甘草、百合、贝母、麦冬、桔梗、玄参）加减；（2）气虚证：六君消瘰汤（党参、白术、茯苓、法半夏、陈皮、甘草、玄参、贝母、牡蛎）加减；（3）痰瘀互结证：会厌逐瘀汤（桃仁、红花、当归、赤芍、生地黄、桔梗、玄参、甘草、枳壳、柴胡）合二陈汤（法半夏、茯苓、陈皮、甘草）加减。

【用法】上方水煎含漱。

【适应证】肺肾阴虚、虚火上炎型，脾胃虚弱、喉核失养型及痰瘀互结、凝聚喉核型慢性扁桃体炎。

【出处】《中国民间疗法》2016，24（11）：82.

处方306

银荷漱口液：虎杖、金银花、薄荷等。

【用法】上方水煎制剂备用。术后30分钟，以银荷漱口液40ml含漱。含漱4次，每30分钟1次，每次5分钟。

【适应证】慢性扁桃体炎术后止痛。

【出处】《新中医》2016，48（8）：210-211.

（三）薄贴法

处方307

筋骨草12g，菊花20g，金果榄20g，金银花20g（均为鲜品）。

【用法】将上述药物捣烂，外敷喉部痛处。每天1次，10次为1疗程。

【适应证】慢性扁桃体炎。

【出处】刘光瑞等主编．中国民间草药方［M］．成都：四川科学技术出版社，1989.02.

二、非药物外治法

（一）耳穴压豆法

处方 308

耳穴：咽喉、肾上腺、皮质下、脾、肾穴。

【用法】取咽喉、肾上腺、皮质下、脾、肾穴，用王不留行籽贴压，每天以中强度按压 2~3 次。

【适应证】慢性扁桃体炎。

【出处】王士贞等主编．中医耳鼻咽喉科学［M］．北京：中国中医药出版社，2003.01.

（二）啄治法

处方 309

一次性扁桃体手术弯刀。

【操作】患者取坐位，张口，用压舌板压住舌体前 1/3，暴露好腭扁桃体，不用任何麻醉，用一次性扁桃体手术弯刀，在扁桃体隐窝口及周围做点刺、挑割动作，每刀深度 2~3mm，每侧 4~5 下，伴少量出血，以吐 2~3 口血为适度。每周 1~2 次，5 次为 1 个疗程，一般不超过 2 个疗程。

【适应证】痰瘀互结，凝聚喉核型慢性扁桃体炎。

【出处】《中国中西医结合耳鼻咽喉科杂志》2016，24（1）：60-61.

（三）针刺法

处方 310

主穴取咽安（位于下颌角下缘颈侧部）。配穴取三阴交、上廉泉、合谷穴。

【操作】用 75% 乙醇棉签对患者穴位局部皮肤及操作者手指消毒 3 遍后，用 1 寸针灸针直刺主穴咽安，双手爪切进针，深度 0.5 寸，行提插捻转补法，已出现酸、麻、重、胀感为度。留针 30 分钟，中间 15 分钟行针一次，出针用补法。同时配合针刺三阴交、上廉泉、合谷穴。每天 1 次，7 天为 1 疗程。

【适应证】脾胃虚弱，喉核失养型慢性扁桃体炎。

【出处】《中医耳鼻喉科学研究杂志》2011，10（2）：38–39.

（四）推拿法

处方 311

角孙、风池、扁桃体、足三里、少商、商阳、肩井穴。

【操作】按揉角孙穴、风池穴、扁桃体穴、足三里穴；掐少商穴、商阳穴；提捏肩井穴。再以清水漱口。第 1 周每天治疗 1 次，后 3 周每周治疗 2 次，1 个月为 1 疗程。

【适应证】慢性扁桃体炎。

【出处】《按摩与康复医学》2019，10（8）：64–66.

（五）火针疗法

处方 312

中号火针。

【操作】患者取坐位，家属位于患者左侧扶持住患者，同时嘱患者头略后仰，医师位于患者右侧，左手持压舌板压在舌体前 2/3 与后 1/3 交界处，嘱患者软腭上抬，在照明下充分暴露扁桃体，医师右手持中号火针，并在酒精灯上烧针，待火针由红转白时，快速刺入肿大的扁桃体，疾进疾出，在每侧肿大扁桃体的中心向周围点刺 3~4 次，深度约为肿大扁桃体前后径的 1/2，点刺后以生理盐水漱口。每次治疗间隔时间逐渐延长，分别为 7 天、10 天、15 天、20 天。

【适应证】痰瘀互结，凝聚喉核型慢性扁桃体炎。

【注意事项】治疗期间注意口腔卫生，清淡饮食，忌食辛辣刺激及鱼类海鲜。

【出处】《中华针灸电子杂志》2017，6（2）：63–64.

综合评按：慢性扁桃体炎多由急性期失治演变而来，慢性扁桃体炎反复发作，缠绵难愈，可成为病灶，引起局部及全身多种并发症。局部并发症有耳胀、喉痹、喉痈等，全身并发症有低热、痹证、心悸、怔忡、水肿等。西医认为慢性扁桃体炎的病因为机体抵抗力下降及变态反应，所以目前尚无理想疗法。虽然切除扁桃体可以“根治”此病，但是人们已普遍认识到，扁桃体具有免疫功能，不应轻易切除。只有发生不可逆性炎症，成为病灶时，才考虑切除。因此，研究如何保守治疗（包括内服、外用药物）具有重要的现实意义。外治法中吹喉法、薄贴法、含漱法均能使药物直达病所，对消除局部炎症、改善临床症状有确切的疗效，自古以来就为临床医生所沿用；耳穴压豆法、针刺法、推拿法均通过刺激穴位，经络传导以达治疗目的；啄治法、火针疗法等为中医早期的手术疗法，其疗效肯定。以上诸法配合药物内治效果更佳，同时还须注意以下几点。①重视体育锻炼，增强抗病能力，可以预防或减少乳蛾发作。②饮食有节，少食辛辣炙煿，以免脾胃蕴热；按时作息，不妄作劳，以免虚火内生。③乳蛾急发者应彻底治愈，以免迁延日久，缠绵难愈。④注意口腔卫生，及时治疗邻近组织疾病。

第二十五节　咽异感症

咽异感症，常泛指除疼痛以外的各种咽部异常感觉，是指以咽部异物感如梅核梗阻，咯之不出，咽之不下为主要特征的疾病。癔球症可参考本病进行施治。本病中医属于“梅核气”范畴。《赤水玄珠》明确指出：“梅核气者，喉中介如哽状。又曰：痰结块在喉间，吐之不出，咽之不下者是也。”

1. 临床诊断

（1）临床症状：以咽部异物阻塞感为主要症状。其状或如梅核，或如炙脔，或如贴棉絮，或如虫扰，或如丝如发，或如痰阻，或如球如气，咯之不出，咽之不下，不痛不痒，不碍饮食及呼吸，多于情志不舒、心情郁闷时症状加重。

（2）辅助检查：咽喉各部所见正常，纤维喉镜及食道钡餐或食道镜检查亦无异常发现。

2. 中医分型

（1）肝郁气滞型：咽喉异物感，或如梅核，或如肿物，吞之不下，吐之不出，但不碍饮食，患者常见抑郁多疑，胸胁脘腹胀满，心烦郁怒，善太息，脉弦。

（2）痰气互结型：咽喉异物感，自觉喉间多痰，咳吐不爽，时轻时重，或见咳嗽痰白，肢倦纳呆，脘腹胀满，嗳气，舌淡，苔白腻，脉弦滑。

一、药物外治法

（一）贴敷法

处方 313

威灵仙 10g，丝瓜络 10g，蔓荆子 10g，川芎 6g，香附 10g，薄荷 3g，冰片 2g，忍冬藤 10g。

【用法】上药磨成粉末状，混合均匀以鲜姜汁调为膏状，放置容器内避光密封待用。于治疗时取一元硬币大小的药饼，常规碘伏消毒皮肤后，用脱敏橡皮膏贴于天突穴处。患者每天贴敷 8 小时，7 天为 1 疗程，连续 3~5 个疗程。

【适应证】肝郁气滞型咽异感症。

【出处】《中医外治杂志》2013，22（6）：57.

二、非药物外治法

（一）耳穴压豆法

处方 314

主穴取咽喉、食道、肝、脾、三焦、神经系统皮质下；配穴取神门、心、身心穴等。

【用法】金属探棒进行耳穴探查，找出阳性反应点，确定主、辅穴位后，用 75% 乙醇常规消毒耳郭，待干，用镊子夹起中间粘有王不留行籽的小方胶布，贴在相应的耳穴上，每次贴压 5~7 个穴位，3 天更换 1 次耳贴，耳交替使用。按压以略感胀痛为度，每个穴位按压 30~60 秒，每天按压 3~5 次以加强刺激。

【适应证】肝郁气滞型咽异感症。

【出处】《当代护士》2016，(11)：94-95.

（二）针刺法

处方 315

咽痛穴（第二掌骨桡侧缘的中点）。

【操作】取咽痛穴，男左女右，患者正坐肘直，微握拳，医者快速向掌心方向进针约 4cm，嘱患者张口深吸屏气，上下提插强刺激，持续数秒后出针，患者即刻感觉咽喉部轻松舒适。隔天 1 次，每星期治疗 3 次，6 次为 1 个疗程，疗程间隔 3 天，共治疗 3 个疗程。

【适应证】肝郁气滞型咽异感症。

【出处】《上海针灸杂志》2014，1（33）：33.

处方 316

主穴取肝俞、肺俞、脾俞，配穴取丰隆、膻中、膈俞穴。

【操作】治疗时取主穴和 1~2 个配穴。常规消毒后，采用长 25~40mm 毫针刺入穴位，行平补平泻手法，然后接以针灸治疗仪，采用连续波，强度以出现肌肉抽动为度，留针 30 分钟。每天治疗 1 次，10 次为 1 个疗程，共治疗 1 个疗程。

【适应证】痰气互结型咽异感症。

【出处】《上海针灸杂志》2012，31（1）：46.

（三）穴位埋线（针）法

处方 317

天突、人迎、足三里、内关穴。

【操作】对上述穴位周围皮肤常规消毒后，用镊子夹取带有揿针的胶布，揿针针尖瞄准穴位按下，揿入皮肤，嘱患者回家后不定时按压贴针部位，使其产生酸胀感。揿针每天更换 1 次，治疗 14 天。

【适应证】痰气互结型咽异感症。

【出处】《湖南中医杂志》2017，33（7）：106–107.

处方 318

天突穴。

【操作】患者取仰卧位，用一次性医用 9 号灭菌注射针头作套管，将 0.4mm × 50mm 毫针剪去针尖作针芯。取用“2–0”长 1.5cm 医用羊肠线 1 根，将肠线放入 9 号针头内，以针芯固定。先直刺 0.3 寸，然后将针转向下方，紧靠胸骨柄后方刺入 1~1.5 寸。出针后消毒干棉球按压片刻，创可贴固定，15 天重复埋线 1 次。

【适应证】肝郁气滞型咽异感症。

【注意事项】天突深刺操作时，应注意观察患者的性别、体型等，一般认为针刺宜以两侧第 1 肋上缘水平连线或两侧锁骨内端下缘水平连线为限较为安全，有利于避免刺伤前壁胸膜。

【出处】《浙江中医杂志》2011，9（46）：653.

（四）拔罐法

处方 319

肝俞、心俞、脾俞、膻中穴。

【操作】在针刺的基础上，闪火法，在穴位留罐 10 分钟。隔天 1 次，10 次为 1 个疗程。

【适应证】咽异感症。

【出处】《中医药临床杂志》2016，28（8）：1089–1090.

（五）按摩法

处方 320

天突穴。

【操作】指压天突穴，每天反复按压胸骨上窝天突穴处，力量适中，每次按压 10 余下，以自觉酸、胀、微痛感为度。

【适应证】肝郁气滞型咽异感症。

【出处】《实用中西医结合临床》2016，16（12）：39-40.

综合评按：咽异感症多发于中年女性，尽管并不影响呼吸、吞咽等正常生理功能，但由于咽喉的异物感，常令患者忧心忡忡，精神负担过重，甚至有严重的恐癌心理，以致影响正常的工作和生活。本病多与七情郁结、气机不利有关。贴敷法、局部注射法、穴位埋（针）线法等均能使药物直达病所，耳穴压豆、针刺、拔罐、按摩等法通过穴位刺激，经络传导以达到疏肝理气、调畅气机的作用，从而改善咽异感症的临床症状。梅核气以患者主观感觉为主，针对患者的精神因素，在认真详细检查后，耐心解释，进行适当的心理疏导，解除其心理负担，增强其对治疗的信心。本病一般预后良好。因此还须注意以下几点。①保持乐观向上的精神面貌，培养乐观开朗、心胸宽广的性格。②戒除烟酒，禁食肥甘厚味之品。③对待患者认真负责，检查仔细周到，使患者对医生建立起良好的信任感，同时向患者耐心解释本病的特点，使其消除不必要的顾虑，减轻心理负担，有利于康复。

第二十六节　颞下颌关节紊乱综合征

颞下颌关节紊乱综合征是五官科常见病之一。颌关节紊乱，下颌关节咀嚼肌解剖异常、机械、物理、创伤、寒冷刺激等可诱发和加重此病。临床以下颌关节运动障碍，活动时关节区及其周围肌群疼痛，关节运动时发出杂音或弹响为特征。

（1）临床症状：①下颌关节运动障碍，开口过小，开口偏歪；开闭口绞锁。②颌关节活动时关节区及其周围肌群疼痛。③颌关节运动时发出杂音或弹响。

（2）辅助检查：①颞下颌关节有压痛点。② X 线检查可观察关节间隙大小、关节结节高低、活动度及有无骨质改变。③关节腔造影可了解关节盘有无穿孔。

一、药物外治法

（一）拔罐法

处方 321

当归 15g，白芷 9g，薄荷 6g，乳香 9g，没药 9g，川乌头 6g，香附 9g，三七 9g，细辛 6g，丝瓜络 15g。

【用法】将上药加入 75% 乙醇 500ml 浸泡 20 天后过滤备用。选用拔罐器（小号），罐内加入上述药液 3ml，对准患侧颞颌关节部，旋转后部螺旋，使罐内产生负压，之后头侧位使罐体向上，拔罐时间为 5~8 分钟。每天拔 1 次，连续拔 3~5 次。

【适应证】颞下颌关节紊乱综合征初中期，开口运动障碍，以疼痛为主者。

【注意事项】①拔罐处做理疗或热敷；② 1 个月内禁食硬物；③尽量避免张口过大；④冷天局部要注意保暖。

【出处】《中国民间疗法》2011，19（1）：15.

（二）贴敷法

处方 322

当归、血竭、地龙、白芷各 30g，川芎、红花、土鳖虫、川乌各 10g，羌活、乳香、没药、防风、伸筋草、威灵仙各 20g。

【用法】将各味中药共研细末，过筛 120 目，在清油中浸泡 2 天，使其成为稠糊状不能有流动性，备用。治疗时让患者取侧卧位，取适量药置于疼痛的颞下颌关节处皮肤上，涂敷约 2mm 厚，保留时间约 20 分钟，并配合艾灸治疗。每天 2 次，治疗 7 天为 1 疗程，共治疗 3 疗程。

【适应证】颞下颌关节紊乱综合征初中期。

【出处】《新中医》2012，44（7）：137-138.

处方 323

伤药膏：白芷、生栀子、红花、土鳖虫、生草乌、生川乌、当归、生半夏、制乳香、制没药。

【用法】上述各药按一定比例，使用水提取法，浓缩成浸膏，加入基质适量，搅拌均匀，灌装所得，每支25g。治疗时患者取坐位，用生理盐水将皮肤表面清洗干净，从一支25g的伤药膏中挤出适量药膏摊涂在患者的颞下颌关节疼痛处、下关穴、听宫穴处，厚度约2mm，涂抹均匀，然后外敷消毒纱布。坚持每天换药1次，换药7天为1疗程，治疗2个疗程。

【适应证】颞下颌关节紊乱综合征初中期。

【出处】《中医外治杂志》2013，22（5）：26.

（三）熏洗法

处方324

活血止痛散：当归尾、红花、苏木、白芷、姜黄、威灵仙、羌活、五加皮、海桐木、牛膝、川楝子、土茯苓各15g，乳香6g，花椒9g，透骨草30g。

【用法】上药加水2000ml煮沸半小时，将双侧颞下颌部位外罩一毛巾后暴露于盆口上方熏蒸，药液温度下降至手自觉不烫后，以毛巾蘸取药液对双侧颞下颌关节部位进行外洗、热敷，直至药液变凉。每次半小时，每天2次。1剂可用3天，用前文火煮沸即可，3剂为一疗程。

【适应证】颞下颌关节紊乱综合征初中期，尤其对肌肉疼痛疗效明显。

【注意事项】本法用于成人，不宜于10岁以下小儿。治疗时患者应选择好位置，以利安全。

【出处】《山东医药》2009，49（3）：61.

（四）穴位注射法

处方325

复方当归注射液。

【用法】取患侧下关、听宫，以及双侧合谷、三间穴。用一次性5ml注射器配皮试针头，抽取复方当归注射液4ml。患者取坐位，上述穴位皮肤常规消毒后，右手持注射器快速刺入所选穴位皮下，缓慢进针，待有酸、麻、胀等针感后，回抽无血缓慢注入药物，每穴0.5~1.0ml，隔天1次，5次为一疗程，每疗程间隔 3 天。

【适应证】颞下颌关节紊乱综合征中后期。

【注意事项】治疗期间避免嚼食硬物，避免冷热、机械刺激而诱发或加重病情。

【出处】《人民军医》2010，53（6）：453.

二、非药物外治法

（一）艾灸法

处方 326

下关、阿是穴。

【用法】患者取侧卧位，选取下关穴和病变部位周围的 1 个阿是穴（按压最痛点）。艾条放置在上述两穴上方距离以患者所能耐受的最热刺激为宜，避免烫伤并间断弹去艾灰以保持治疗温度。若病变周围无压痛点，次日可将 2 根艾条同时放置在下关穴上方施灸。上述治疗每天 1 次，每次 40 分钟，10 天为 1 个疗程，治疗 2 个疗程。

【适应证】颞下颌关节紊乱综合征初中期。

【出处】《中国中医药科技》2013，20（5）：470.

（二）推拿法

处方 327

颞部、下关穴、地仓穴、合谷穴。

【操作】①揉法：以双手大鱼际揉双侧颞部、下关、颊车各 2 分钟，以食、中、环指指端着力揉关节凹及关节结节部位 2~3 分钟。②点穴镇痛：予拇指或中指叠指点按双侧颊车、下关、地仓、合谷穴，力度以患者能承受为度，深压片刻后施以轻柔的揉法，以患侧为主，各穴 0.5~1 分钟，点穴时指导患者做 3~5 次缓慢的开口闭合运动。③分筋、理筋：以拇指指腹或中指叠指在肌肉肥厚、板结、痛点、筋结处行分筋、理筋手法，2~3 分钟。每天治疗 1 次，1 周为 1 个疗程，连续治疗 3 个疗程。

【适应证】颞下颌关节紊乱综合征初中期。

【出处】《亚太传统医药》2017，13（2）：118-119.

处方 328

合谷、颊车、颧髎、下关、上关穴。

【操作】患者取坐位或仰卧位，术者站立。选上述穴位，每个穴位以拇指点揉 3 分钟，力度以局部酸胀感、舒适为度。继顺肌纤维方向自起端至止端点揉嚼肌肌群、颞肌肌群，每组肌群 10 分钟。最后用擦法，以透热为度。每天 1 次，以 7 天为 1 个疗程，连续治疗 2 个疗程。

【适应证】颞下颌关节紊乱综合征初中期。

【出处】《上海中医药杂志》2012，46（4）：52-53.

处方 329

颈椎手法配合关节松动术。

【操作】颈椎整脊手法：仰卧摇正法，手法概括为四个字：1 仰、2 抬、3 转、4 抖。其中 1 仰和 2 抬是手法前摆放体位动作，其核心手法是 3 转和 4 抖，是沿着颈部后小关节面的生理解剖斜面上进行一定范围内的滑动。通过 3 转、4 抖来完成错位颈椎的矫正。配合关节松动：患者平卧于治疗床上，治疗师双手戴手套，一手大拇指伸患者口腔内，越过下颌弓置于后臼齿区域，另一手掌根稳定颧骨及食指和中指感受下颌骨髁突的活动。嘱患者放松，分别进行长轴牵引、向前滑动及侧向滑动。应用关节松动技术Ⅰ级和Ⅱ级手法改善关节疼痛，Ⅲ级手法改善颞下颌关节的活动范围，每次治疗 3~5 分钟。每天 1 次，10 天为 1 个疗程。

【适应证】颞下颌关节紊乱综合征后期。

【出处】《中国康复》2017，32（1）：51-52.

（三）针灸法

处方 330

阿是穴、合谷（双）穴。

【操作】患者正坐略仰头，穴位局部常规消毒后，采用 0.30mm × 40mm 无菌针灸针直刺穴位，行平补平泻手法至局部有明显酸胀感。阿是穴行温针灸，于针柄加上 1cm 长艾条点燃施灸，取硬纸片中间穿孔通过针柄套盖在针刺部位皮肤上，以防艾灸时烫伤皮肤。艾灸热度以患者自觉局部温热而无灼痛为宜，灸至皮肤见红晕。出针后在各穴用拇指轻揉 1~2 分钟。隔天 1 次，每周治疗 3 次，共治疗 4 周。

【适应证】颞下颌关节紊乱综合征初中期。

【出处】《上海针灸杂志》2019，38（12）：1385–1389.

处方 331

压痛点。

【操作】患者侧卧位，在下颌角处进行常规皮肤消毒，取一次性浮针（6 号，0.6mm × 32mm），在进针点针体与皮肤呈 15° 角，快速刺入，沿皮下疏松结缔组织向前推进，针体完全进入皮下后，以进针点为支点，手握针座摇摆，使针体做扇面平扫，以患者局部压痛点疼痛明显减轻或不疼痛为止，抽出针芯，将软套管的针座用创可贴固定于皮肤表面，留置 6 小时后拔出，10 天为 1 个疗程，治疗 1 个疗程。

【适应证】颞下颌关节紊乱综合征初中期。

【出处】《河北中医》2013，35（6）：886–887.

（四）穴位埋线法

处方 332

下关穴。

【操作】患者取侧卧位，患侧关节朝上，下关穴常规消毒后，取长度 1cm 的胶原蛋白线置于一次性埋线针（直径 0.7mm）内。持埋线针快速直刺入下关穴内 3cm，得气后再用针芯将胶原蛋白线推入穴位，然后出针局部按压止血消毒，操作完毕，并配合温针灸治疗。

【适应证】颞下颌关节紊乱综合征初中期。

【出处】《实用中医药杂志》2018，34（8）：986–987.

综合评按：关于颞下颌关节紊乱综合征的治疗，目前尚缺乏特效疗法。中医认为该病与痹证相似。肾主骨，肝主筋，肝肾亏虚，风寒湿等邪侵袭，气血痹阻不畅，筋骨、肌肉、筋腱失养而发本病。根据其肝肾不足、风寒外袭、经脉失养的病理特点，采用祛风养血、温经活络、舒筋散寒的中药外治法，治疗此病症具有较好的疗效。本文所选拔罐法、艾灸法、贴敷法、熏洗法、针灸法、穴位埋线、穴位注射法切合该病病机，临床多获良效。推拿按摩中整骨手法及关节松解法的应用从整体及局部共同治疗，疗效更加显著。由于本病病程较长，且易反复发作，临床可多法施治，必要时应配合西药治疗，对提高疗效，缩短病程，多有裨益。

第二十七节　甲状舌骨囊肿

甲状舌骨囊肿为胎儿发育期，甲状舌管退化不全，残余上皮及其分泌物聚积而形成的先天性疾病。属中医的“癥瘕”“积聚”“脓瘤”范畴。

1. 临床诊断

本病多见于儿童，诊断主要是根据症状和体征。主要临床表现：颈部中线舌骨下出现肿物，呈球形无痛性囊状体，界限清楚，可随吞咽而活动，压之稍有弹响，皮肤正常，张口伸舌时可牵引肿物向上活动。如感染局部出现红肿热痛，溃破后初可溢出黄色黏稠液体，后期形成经久不愈的瘘管。

2. 中医分型

参照《中医耳鼻咽喉科学》据其病程发展，临床主要分为：囊肿期、蕴毒期、瘘管期。

（1）囊肿期：自幼发病，肿物按之如囊裹水。

（2）蕴毒期：肿物硬胀，皮色红晕，胀疼发堵，吞咽不利，或见语言呼吸障碍，可伴见发热，便秘，尿赤，舌红苔黄等全身症状。

（3）瘘管期：肿物破溃形成瘘管，流出稀水脓液，瘘管闭合后可再次形成，反复不愈，舌苔薄白，脉沉细或弱。

一、药物外治法

（一）贴敷法

处方 333

铁箍散软膏：生南星、生半夏、生川乌、生草乌、白及、白蔹、白芷、土贝母、川黄柏、南薄荷、川大黄、姜黄、枯黄芩、猪牙皂、荆芥穗各 30g。

【用法】上药共研细面，取 60g 加蜂蜜 120g 调和成膏。用时取适量敷于囊肿部位，用油纸盖贴外加胶布固定，2 天换药 1 次，1 个月为 1 疗程。

【适应证】囊肿期，具有化痰散结作用。

【出处】北京中医医院编 . 中西医结合临床外科手册［M］. 北京：北京出版社，1980.05.

（二）涂抹法

处方 334

芙蓉膏：黄连、黄芩、大黄、芙蓉叶、泽兰叶各 20g。

【方法】上药共研细末，另加冰片 6g，凡士林 5000g，共调和成膏，涂抹囊肿处，每天 2 次，1 个月为 1 疗程。

【适应证】蕴毒期。芙蓉膏具有清热解毒、消肿止痛作用。

【注意事项】用药期间，忌食辛甘厚味，以防助火化毒，每次涂药前用淡盐水擦洗局部皮肤，避免感染。

【出处】广州部队后勤部卫生部组织编写 . 新编中医学概要［M］. 北京：人民卫生出版社，1972.07.

（三）擦洗法加贴药法

处方 335

玄参 30g，蒲公英 30g，连翘 15g，白僵蚕 15g，土贝母 15g，红花 10g，白芷 12g，当归 15g，乳香 10g，生甘草 10g。

【用法】上药加水 1500ml，煎至 500ml，加食盐 10g，溶解装瓶备用。

用棉签蘸药擦洗患部，每次10~15分钟，后敷铁箍散软膏。2天1换，1个月为1疗程。

【适应证】囊肿期、蕴毒期。本法具有清热解毒、散结化瘀作用。

【注意事项】每剂药液可用1周，注意保存，囊肿溃破不宜用。

【出处】贾一江等主编.当代中药外治临床大全[M].北京：中国中医药出版社，1991.04.

（四）药捻法加敷药法

处方336

京红捻：京红粉15g，利马锥15g，乳香6g，轻粉45g。

【用法】各药混合研成粉，用棉纸卷成纸捻，按需剪成小段。用镊子夹持入伤口内，至底部稍提出0.5cm。外敷化毒散软膏[化毒散（乳香、没药、顺母、黄连、赤芍、天花粉、大黄、甘草、珍珠粉、牛黄、冰片、雄黄）20g，凡士林80g，混匀调和成膏]。外用敷料盖之包扎。2天1换，至愈为止。

【适应证】瘘管期。本法具有化瘀、消肿、排脓作用。

【注意事项】（1）溃破成瘘后，切忌挤压；忌食肥甘厚味、辛辣刺激之品。（2）制药捻时应注意无菌操作，避免交叉感染。

【出处】北京中医医院编.中西医结合临床外科手册[M].北京：北京出版社，1980.05.

（五）局部注射法

处方337

消痔灵。

【用法】患儿取平卧位，肩下垫枕，头过伸以暴露颈部。超声探测囊肿内部回声以及囊肿与舌骨、甲状腺等周围组织的毗邻关系，定位囊肿距皮肤最近部位作为穿刺点。局部常规消毒后，用0.5%~1%的普鲁卡因局麻，留置针直接穿刺入囊腔内，见囊液自针芯内溢出，拔出金属内芯，塑料针鞘留置于囊腔内，抽净囊腔内液体，计量并送检。以囊液总量的1/2向囊腔内注入配制备用的消痔灵注射液，回流灌洗数次，并保留15~20分钟，最后将囊腔内消痔灵注射液抽净，B 超确认囊腔回声消失后拔出针头，再次消毒后压迫穿刺点 1~2 分钟，创可贴粘贴。

【适应证】囊肿期。本法具有化痰散结作用。

【出处】《微创医学》2007，12（5）：470.

综合评按：甲状舌骨囊肿病，多见于儿童。采用中药外治法能收到较好疗效。如本文所选贴敷法具有化痰散结的作用，囊肿初成多能消散。涂抹法清热解毒，化瘀消肿，切合病机，蕴毒期用之最宜。综合外治法中擦洗法加贴敷法药力加强，收效迅速。药捻法之京红捻直入瘘管，引流排脓，外加敷药法，便于瘘管愈合。局部注射法直接作用于囊内，效果更明显。然而甲状舌骨囊肿属“积聚”“脓瘤”类症，病位深着筋骨，伤肉败血，且病期久长，应坚持治疗。必要时可配合内服中药或西药治疗，疗效会更好。如诸法用之无效，可行囊肿或瘘管切除术。

《当代中医外治临床丛书》参编单位

（排名不分先后）

总主编单位

河南大学中医药研究院

开封市中医院

北京中医药大学深圳医院

中华中医药学会慢病管理分会

海南省中医院

副总主编单位（排名不分先后）

北京中医药大学

山东中医药大学

黑龙江中医药大学

四川省第二中医医院

南阳理工学院张仲景国医国药学院

河南省中医糖尿病医院

河南省长垣中西医结合医院

甘肃省兰州市西固区中医院

河北省馆陶县中医院

湖北省武穴市中医院

南京中医药大学

河南大学中医院

辽宁中医药大学

浙江省义乌市中医医院

湖北省英山县人民医院

江西省高安市中医院

甘肃省兰州市中医医院

河南省开封市儿童医院

湖北省咸宁市中医院

中日友好医院

编委单位（排名不分先后）

河南省中医院

南阳理工学院张仲景国医国药学院

开封市中医糖尿病医院

广东省深圳市妇幼保健院

河南省开封市第五人民医院

河南省郑州市中医院

河南省项城市中医院

河南省荥阳市中医院

山东省聊城市中医院
中国人民解放军陆军第83集团军医院
甘肃省兰州市西固区中医院
成都中医药大学
江苏省扬州市中医院
江苏省盐城市中医院
江苏省镇江市中医院
河北省石家庄市中医院
河南省三门峡市中医院
河南省三门峡市颐享糖尿病研究所
河南省安阳市中西医结合医院
河南省林州市人民医院
广州中医药大学顺德医院附属均安医院
河南省南阳市中医院
河南省南阳名仁医院
河南省骨科医院
河南省濮阳市中医院
四川省南部县中医院
贵州省福泉市中医院
浙江省义乌市中医医院
海南省三亚市中医院
黑龙江省安达市中医医院
湖北省天门市中医医院
湖北省老河口市中医医院
深圳市罗湖区中医院